U0273317

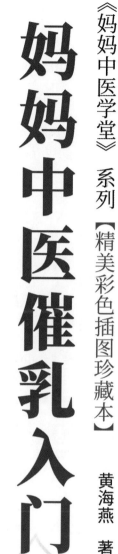

《妈妈中医学堂》系列 【精美彩色插图珍藏本】

妈妈中医催乳入门

黄海燕 著

中国中医药出版社

· 北京 ·

图书在版编目（CIP）数据

妈妈中医催乳入门 / 黄海燕著 . —北京：中国中
医药出版社，2020.12
ISBN 978-7-5132-6451-8

Ⅰ . ①妈…　Ⅱ . ①黄…　Ⅲ . ①催乳　Ⅳ . ① R271.43

中国版本图书馆 CIP 数据核字（2020）第 186938 号

中国中医药出版社出版

北京经济技术开发区科创十三街 31 号院二区 8 号楼
邮政编码　100176
传真　010-64405750
三河市同力彩印有限公司印刷
各地新华书店经销

开本 710×1000　1/16　印张 10　字数 101 千字
2020 年 12 月第 1 版　2020 年 12 月第 1 次印刷
书号　ISBN 978 - 7 - 5132 - 6451 - 8

定价　68.00 元
网址　www.cptcm.com

社 长 热 线　010-64405720
购 书 热 线　010-89535836
维 权 打 假　010-64405753

微信服务号　zgzyycbs
微商城网址　https://kdt.im/LIdUGr
官 方 微 博　http://e.weibo.com/cptcm
天猫旗舰店网址　https://zgzyycbs.tmall.com

如有印装质量问题请与本社出版部联系（010-64405510）
版权专有　侵权必究

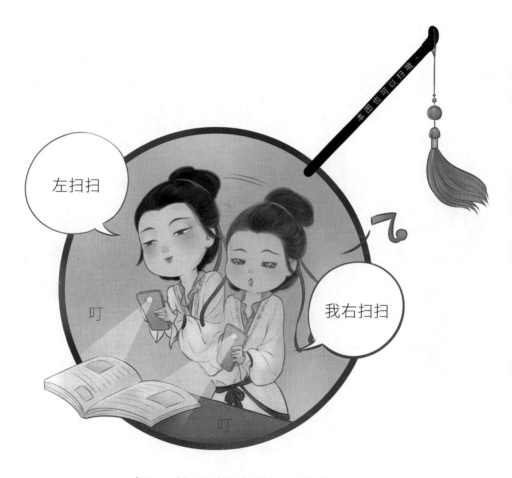

扫二维码畅享学习视频

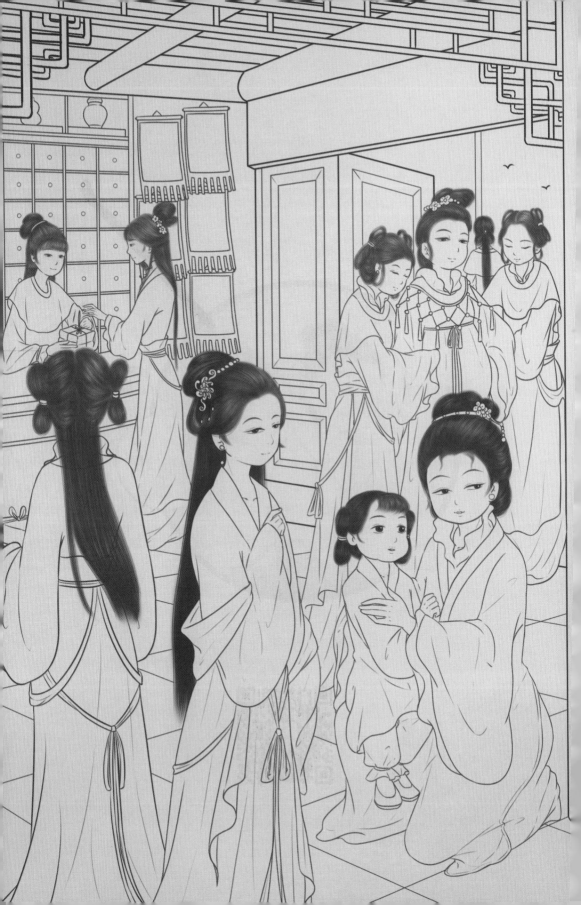

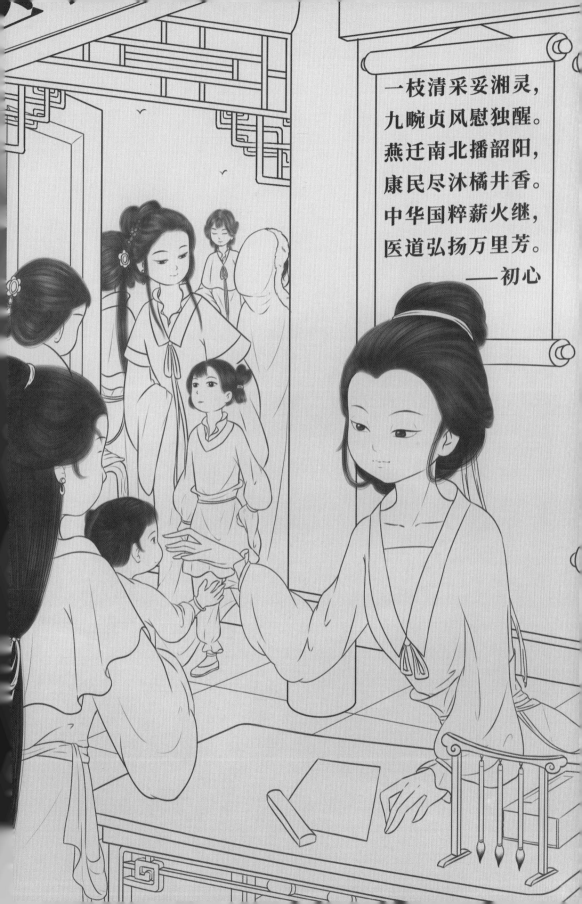

一枝清采妥湘灵，
九畹贞风慰独醒。
燕迁南北播韶阳，
康民尽沐橘井香。
中华国粹薪火继，
医道弘扬万里芳。

——初心

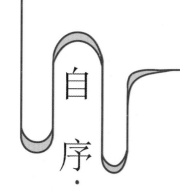

自序

2008 年，我幸运地赶上了催乳培训的第一波潮流，成为第一个"吃螃蟹"的人。作为一位三个孩子的年轻妈妈，同时也作为一名国家执业医师，不仅切身体会过孕期、哺乳期的各种艰辛与忧虑，在门诊接触的哺乳期各类病证也多，在临证治疗过程中发现，对于催乳的病证仅局限于手法按摩是远远不够的。妈妈们产后乳房疾病的多种多样，决定了治疗的手段也需要多样化，催乳不能只是单纯地按摩疏通乳房，而是要根据不同的病证，给予相应有效的治疗方案。从此我开始了病案的收集和记录。我博览群书，兼收并蓄，对技术精益求精，遵古而不泥古，不知不觉中催乳的治疗也开始融入中医疗法。我结合自己的治疗心得和经验，在不断的摸索中，总结出了一套充满新中医特色的、行之有效的催乳术。

女子在生理上比男子多了一个月经期、一个孕期、一个产期、一个哺乳期。"气血在女子各时期的五脏六腑的分工是不同的，在月经期，气向下走，气推动血就下行为月经；在孕期，气聚集于胞宫，稳固胎儿，血也跟着聚集于胞宫，濡养胎儿；在产期……"这是书中的一段话，就是这么神奇的人体，这么天衣无缝的结合。

书中除了细解常规的排乳按摩手法，还特地加入了穴位的刺激方法。对于穴位的刺激并不只有按揉，想要发挥不同的作用，就要对穴位进行不同的手法刺激，书中独有的一些见解和治疗运用希望可以让大家对手法按摩有一个新的认识。

最为重要的应该就是手法配合穴位的治疗在不同的催乳病证里是如何运用的。这包括了开奶治疗、生理性大涨奶治疗、"石头奶"治疗、少乳缺乳治疗、积乳治疗、乳头皲裂治疗、乳头扁平与凹陷治疗、乳房颗粒物治疗、急性乳腺炎治疗、回乳治疗、残乳与分泌物的区别及治疗等。当然，对于产后康复治疗也做了一些分享，我把自己生完三个孩子后有关形体骨盆康复训练、内脏及子宫复旧、阴道回缩康复训练的一些心得也做了一个较为详细的讲解。同时，还介绍了催乳过程中最容易碰到的、最易辨别出的几种舌象，结合中药膳食与用穴来进行产妇的月子体质调理，或是催乳的治疗。产妇不必害怕吃错东西，了解了这些，不仅能调理身体，还能催乳。因为体质好了，乳汁就不请自来了，这是每位医者和患者都想达到的双赢状态！

最后，我要感谢我的先生，他毫无保留地将自己多年的中医临床经验在生活中一点一滴地传授于我，并不断督促帮助我提笔总结，最终促成了这本书的完成。限于学识水平和有限的临床实践，书中如有疏漏之处，敬希同道及广大读者指正。

2020年6月3日晚

2

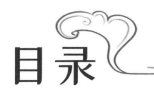

目 录

第三篇 催乳治疗

第四篇 产后康复治疗

第五篇 舌诊药膳与用穴

第一篇

"直从萌芽拔，高自毫末始"
——催乳基础知识

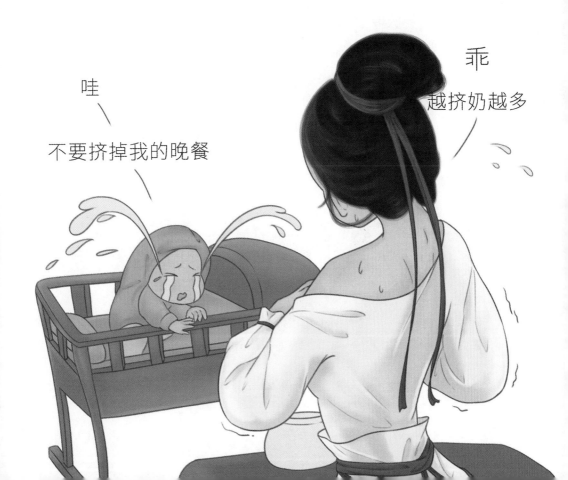

第一篇

催乳基础知识

一 母乳的营养特点及优点

天然的就是最好的，每一位母亲乳汁的营养成分都是贴合每一位小宝宝体质独有的配方。母亲的乳汁是婴儿最理想的天然食物，营养价值高，既经济又恒温，喂养方便，不但有易于消化、吸收和利用的蛋白质，而且母乳中的蛋白质还有天然的抑菌作用，可以提高叶酸、维生素 B_{12}、维生素 D 的利用率。母乳中不饱和脂肪酸含量较高，且易吸收，钙磷比例适宜，糖类以乳糖为主，有利于钙质吸收。

 母乳喂养对宝宝的好处

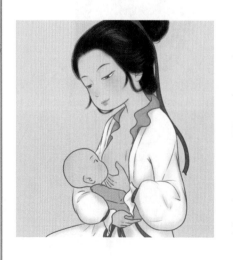

［1］母乳成分随婴儿月龄增加而变化，以适应婴儿的需求，是其他代乳品所无法取代的，能有效预防婴儿缺铁性贫血。

［2］母乳能增强新生儿抗病能力，初乳和过渡乳中含有丰富的分泌型 IgA，能增强新生儿呼吸道抵

抗力。

[3] 母乳能促进婴儿脑细胞和智力的发育。

[4] 吸吮运动对婴儿语言能力的发展有促进作用。

[5] 母乳喂养利于增强母婴感情，使新生儿得到更多的母爱，增加安全感，有利于情商的培养，以及成年后的性格建立。

2 · 母乳喂养对妈妈的好处

[1] 促进产后恢复。

（1）促进子宫收缩恢复，减少产后出血。

（2）降低妈妈患乳腺癌和卵巢癌的风险。

（3）帮助妈妈尽快恢复体型，每天约可消耗 500 卡路里热量。

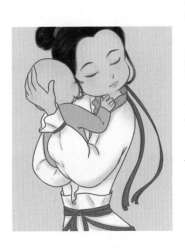

[2] 增进母子感情，对妈妈与孩子一生的交流起到至关重要的作用。

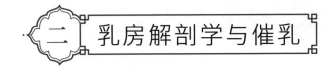
二　乳房解剖学与催乳

说到解剖学，很多人都会认为这是西医的专利，其实不然。

我们一起来大概了解一下中医的解剖历史。早在两千多年前的

3

春秋战国时期，中医就有关于人体解剖的记载。目前最早而且有据可考的解剖概念出现在《黄帝内经》里，其中《灵枢·经水》篇中有这样一段解剖经验的记载："若夫八尺之士，皮肉在此，外可度量切循而得之。其死，可解剖而视之。其脏之坚脆，腑之大小，谷之多少，脉之长短，血之清浊……皆有大数。"还有《灵枢·肠胃》篇则描述了各个消化器官的结构，同一时期的《难经》还增加了对胆、五脏、咽喉、膀胱、肛门的形态和重量的描述。后来的《史记·扁鹊仓公列传》《汉书·王莽传》《后汉书》以及《诸病源候论》里均有记载。

洋洋洒洒地列举了这么多记载人体解剖的中医古书籍，大家想必有些意外吧？其实在此之前，中医解剖一直是文字记录，直到五代时期制出了《内景图》，人们才对人体构造有了更直观的了解。

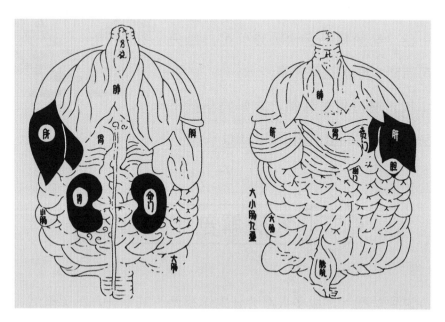

内景图

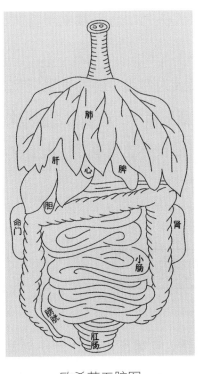

欧希范五脏图

《内景图》是中国历史上第一套人体内脏解剖图，难能可贵的是书中所绘制的解剖图与西医解剖学器官竟大致吻合。

这是宋代的《欧希范五脏图》所描述的脏腑位置："肺之下则有心、肝、胆，脾胃之下有小肠，小肠下有大肠，小肠皆莹洁无物，大肠则为滓秽。大肠之旁有膀胱……肾则有二，一在肝之右，微下；一在脾之左，微上。脾则在心之左。"

我们来看看女子乳房的解剖结构。乳房主要由腺体、导管、脂肪组织和纤维组织等构成，其内部结构犹如一棵倒着生长的小树。乳房腺体由 15～20 个腺叶组成，每一腺叶分成若干个腺小叶，每一腺小叶又由 10～100 个腺泡组成。这些腺泡紧密地排列在小乳管周围，腺泡的开口与小乳管相连。多个小乳管汇集成小叶间乳管，多个小叶间乳管再进一步汇集成一根整个腺叶的乳腺导管，

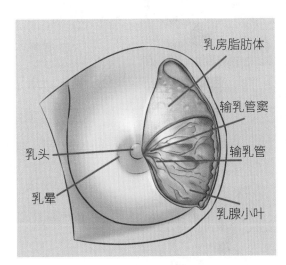

乳房结构图

乳房脂肪体
输乳管窦
输乳管
乳腺小叶
乳头
乳晕

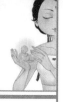

又名输乳管。输乳管共 15 ～ 20 根，以乳头为中心呈放射状排列，汇集于乳晕，开口于乳头，称为输乳孔。

输乳管在乳头处较为狭窄，继之膨大为壶腹，称为输乳管窦，有储存乳汁的作用。乳腺导管开口处为复层鳞状上皮细胞，狭窄处为移形上皮，壶腹以下各级导管为双层柱状上皮或单层柱状上皮，终末导管近腺泡处为立方上皮，腺泡内衬立方上皮。

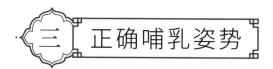

三 正确哺乳姿势

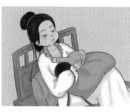

[1] 一手环抱宝宝臀部，并让其枕部靠在"手三里"皮肤脂肪厚实的部位。

[2] 宝宝胸部贴母亲胸部，宝宝腹部贴母亲腹部，不可仰面朝天，让宝宝的脊柱呈一条直线。

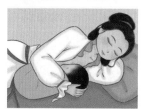

[3] 调整好环抱宝宝的角度为斜 15 度。

[4] 母亲沉肩坠肘，放松肩背。

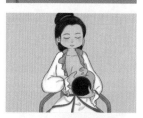

[5] 当宝宝口张最大时，顺势把宝宝合向乳房靠拢，同时母亲上身微前倾。

[6] 含接在乳晕处，宝宝下唇外翻，并且使上方露出的乳晕比下方多。

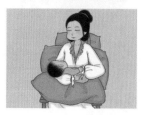

四　使用吸奶器（手动）的步骤

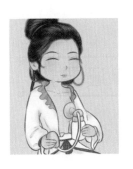

[1] 检查管道衔接是否良好。

[2] 先捏住气囊，排出气囊气体，再对准乳晕正中扣住，缓慢放开气囊，使气囊吸定乳晕。

[3] 同时开始有节律地捏气囊，每一次放气应缓慢，等乳汁不喷射，再捏气囊。

五　重新建立泌乳反射

[1] 先疏通乳头，清洗污垢后，再用拇指指腹轻且快速扫闪乳头 30 下，也可用羊毛笔代替。

[2] 规律哺乳，要求每两个小时排空或吸空乳房一次，少乳也要空排或空吸 20 分钟。

[3] 睡前排空或吸空乳汁，晚上哺乳或排空不得少于三次。

[4] 取穴肩井、乳中、气海、肾关、太溪、涌泉，并交待每次哺乳时先脚底踩

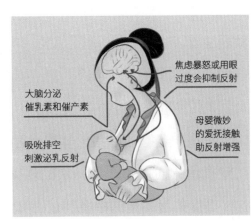

大脑分泌催乳素和催产素

焦虑暴怒或用眼过度会抑制反射

吸吮排空刺激泌乳反射

母婴微妙的爱抚接触助反射增强

有棱角的东西刺激涌泉穴 1 分钟，再把宝宝抱过来哺乳，一边哺乳一边刺激穴位。

[5] 治疗结束后，要求产妇在 17：00 ～ 19：00 揉公孙、肾关 10 分钟，如脾虚的产妇可在 9：00 ～ 11：00 揉公孙 15 分钟。

六　女子气血各期的特点及辨证要点

1·女子气血各期的特点

妇女在解剖上有胞宫，在生理上有经、孕、产、乳等不同于男子的特点，不管是在哪个时期都和气血有着密切关系。就月经期来说，女子在此期脾和肝的工作量最大，肾是基础，此时脾负责生血，它就是生产产品的"车间"，而肝就是产品的"调度员"，它负责把生产出来的血存放起

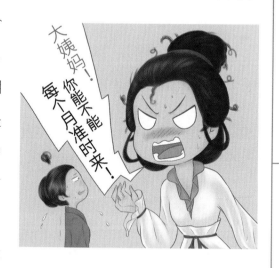

来，先调配足够的血给人体的大客户——五脏六腑和大脑等，再把其他剩余的血以每个月一次的规律向下调度，以月经的形式排出。这个调度的度和量的把握则是由脾气的固摄和推动作用来决定的。

肾是整个月经期的基础，我们来看一下五行相生相克图（如右图）。

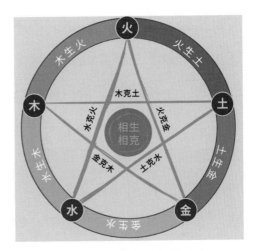

五行相生相克图

肾水涵养肝木，肝就能有100%的工作状态，进而化生心火，心气就能有足够的动力推动气血，化生脾土，脾的生血、统血能力就强。相反，肾气不足，这条相生链条里的第一个关卡就会出问题而相继影响肝、脾。经期的气血调度：气将血向下推送，形成月经血。

我们再来看一下孕期的气血。孕期的肝、脾、肾的工作量分配又不太一样了，孕期气血分配的大客户就不是五脏六腑、大脑等，而是胎儿。肝把脾生产出来的气血满足胎儿的生长需求，之后再考虑其他。由于这时的气血大部分都给了胎儿，导致母亲的气血供不应求，因此在孕期血不足而引起的身体症状就明显起来。比如刚怀孕的时候，气血会重新调配，机体各方面都进入一个调整适应阶段，这时孕妇会有头晕、心慌、心悸、食欲不佳等症状。

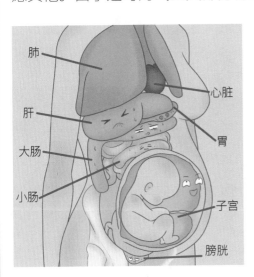

肺
心脏
肝
胃
大肠
小肠
子宫
膀胱

再比如孕后期胎儿生长发

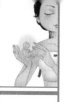

育对气血的需求最大，这时的不适症状也是最为明显的。因此在这个链条的顶端——肾，就是负担最重的。孕期肾气不足就会导致流产、早产等，如果勉强度过，也会导致肾虚，而影响哺乳期的乳汁分泌。孕期的气血调度：气将血固摄在胞宫之中，一切以胎儿的需求为主。

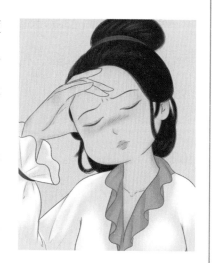

接下来是产期的气血。产期的气集中在胞宫，并统一向下推送，而这时候的气还要兼顾血的固摄，让血不要耗损太多，流出太多，因此产期最耗损的是气。剖宫产是直接伤害任脉，气被耗散，血也在手术过程中耗损较多。这时是血损更多，气血俱损。

最后让我们来看看哺乳期气血。哺乳期乳汁的量和质，都受到上面几个时期的影响，如果肾气不足，肝血不藏，脾气虚，则乳汁就会少之又少。如果只是其中一个环节出问题，则只要针对这个环节进行调理就可以完全恢复纯母乳喂养。哺乳期的气血调度：气将血向上推送至乳房化生乳汁，一切以哺乳为主。

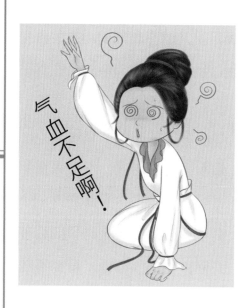

气血不足啊！

② · 女子气血各期的辨证要点

在催乳过程中，辨气血的盛衰虚实是关键。通过检查妈妈的胸部、腹部和恶露情况就能知道气血的情况，就可以辨寒热虚实。下面我们来学习一下如何通过胸部、腹部诊查以及恶露情况而知道气血盛衰，辨别寒热虚实。

[1] 胸部的诊查

首先是胸部的诊查，包话乳房和胁肋部位。乳房属胃经，乳头属肝经。女子在青春期以后，乳房发育不良，或是扁平萎塌，多与先天不足、肾气虚弱、气血不充有关。乳房胀痛，按捏有抵抗感，多为肝气郁滞，属实。相反，乳房柔软无胀痛感，多属气血虚。

胁肋，顾名思义是腋下至十二根肋骨的位置，为足少阳胆经、足厥阴肝经循行之路，因此胁肋部有不适的产妇多与肝胆有关。一般来说，胁肋部可有疼痛和胀满的表现，而痛的性质有胀痛、刺痛、灼痛。如胀痛多是气郁痰凝、脉络阻滞所致，多为肝气郁结于内。胁肋刺痛多因血瘀停留引起，特点是疼痛如刺，按之痛会加重，更剧烈，但是手法轻轻摩之，反而会减轻，且痛位较固定。胁肋灼痛，则是肝郁化火的表现，妈妈多数有口苦、烦热、睡眠不佳的情况，多由肝肾阴亏，五行里就是水不涵木所致。

[2] 腹部的诊查

接下来是腹部的诊查，我们分为两部分来学习。

（1）望腹

望腹主要观察其腹部外形的隆起和凹陷、腹壁的滋润和枯燥、皮肤色泽的深浅。

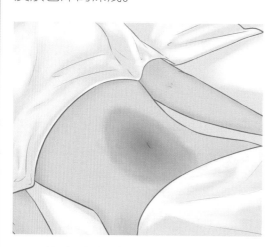

望腹辨虚实：一般情况下，腹部凹陷者多属虚，隆起者多为实；腹壁滋润者多为气血旺盛，枯燥者多为津血损伤；腹部平坦少皱者属气血尚盛，松弛多皱者为气血亏虚。

望腹诊断瘀血：望腹部皮肤可以诊断瘀血是否内阻、停滞。《金匮要略·血痹虚劳病脉证并治》里面指出："内有干血，肌肤甲错。"这是什么意思呢？意思是皮肤粗糙、肥厚、干燥、角化、发硬、颜色深褐、鳞屑增多等表现，均属肌肤甲错。如果在腹部皮肤上诊查到这些体征，则多有瘀血内阻的情况。

（2）闻腹

在医学上的"闻"字有两重意思：听闻和闻味道，也就是听和嗅。我们利用闻腹可以辨虚实寒热。首先我们来看一段医古文："腹形充大，鼓之板实者，实也；腹皮绷紧，鼓之空空者，虚也。"这句话在临证诊断上也是很有意义的。腹部膨胀的病人，叩之回声板实，以气滞血瘀之类病证为多；叩之有空空回声的产妇，多为气虚或气滞作胀。在叩诊腹部的同时，侧耳俯听腹部声音时通过嗅气味也能辨寒热，一般身上尤其是腹部附近可闻到腥臭气味者，为湿热下注；臭味中有腐败味难闻者，多有热毒内蕴。

[3] 恶露情况的诊查

女子恶露情况可从以下四个方面辨别寒热虚实：以时间来辨别，如恶露提前结束属血虚、气滞，有时伴有腹痛等症

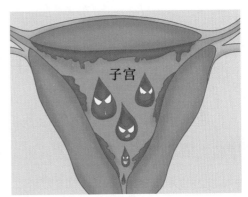

状，恶露推后结束属血热、气虚，属于热迫血妄行、气不摄血；以质量来辨别，如量多属血热、气虚，量少属血虚、气滞血凝；清稀多属虚寒，黏稠多属血虚、血热，大出血属血热、气虚；以颜色来辨别，如鲜红多属血热，淡红多属血虚，暗紫有的属寒，有的属热。

此外，月子里如果有腹痛症状，则以腹痛的情况来辨别寒热虚实。如腹痛喜按为虚，拒按为实；喜热为寒，喜凉为热；隐隐为虚，绞痛为寒；刺痛为血瘀，胀痛为气滞。

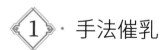

七 催乳治疗方法

1 · 手法催乳

通过学习，掌握乳房的自我护理，避免损伤乳房管道，及时处理各类催乳问题，不仅是催乳师的基本功底，也是妈妈们需要掌握的。这样才能够顺利度过哺乳期，或在必要时配合催乳治疗。

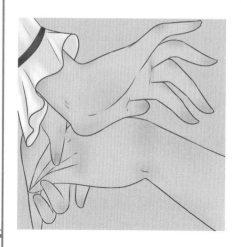

手法催乳是用手或肢体其他部位按照特定的技巧和规范化的动作，在人体体表经络穴位上进行各种不同操作以促进乳汁分泌的方法，是按摩防治乳房早期疾病的主要手段。手法技巧的熟练程度和能否恰当应用，是取得良好疗效的关键。

2 · 穴位催乳

穴位催乳是根据产妇症状辨证选择相应穴位进行催乳的方法。不同的病证对于穴位的刺激方法不同，如少乳一般多用单纯的点按穴位、灸疗穴位，而乳涨、石头奶、乳痈（急性乳腺炎）等一般除了点按穴位以外，对穴位进行放血治疗也是必要的。

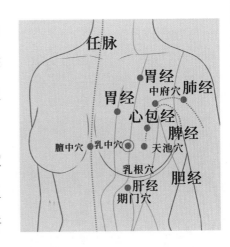

比如肾虚少乳的妈妈用这组穴位：肩井、涌泉、气海、合谷、三阴交、公孙、太溪。除了配合重新建立泌乳反射的流程，还需要自己每日点按肾关穴 15 分钟，每次一边哺乳一边脚踩有棱角的东西刺激涌泉，每日用毛笔轻扫乳中穴 30 下。

当然，常常用到穴位催乳的还有急性乳腺炎的治疗，比如胃火炽盛型急性乳腺炎可选用极泉、肩井、曲池、足三里、丰隆、太冲、内关等穴位，必要的情况下还可以用到七乳穴放血，再搭配一下内庭的放血，就能把其积聚的胃热消散出去。极泉五个方向皆要揉透，涌泉需要最后点按，再让宝宝直接吮吸，这时如果有发烧可在耳尖或大椎放血，如无则直接疏通做乳房按摩手法，一般两三次可以痊愈。

如果碰到奶量过大，需要挤出大量乳汁存放或者因反复堵塞想控制乳汁到正常量的妈妈，则可选用曲池、合谷、三阴交、光明、足临泣、太冲、七乳穴等穴位，再加上七乳穴放血治疗，坚持三到四天即可恢复正常乳量。

诸如此类的穴位应用在催乳过程中是必不可少的，在这里只是列举一二。

◇ 3 ◇ · 灸疗催乳

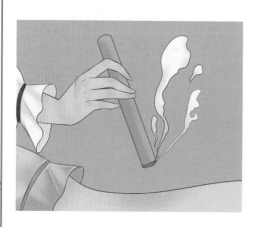

灸疗催乳其实就是艾灸疗法，用艾灸调理身体来达到催乳的目的。我们都知道，少乳多虚证，一般治疗以补益为主，当然也有少数是假性少乳，这个另说。艾灸是一种补益之法，对于少乳是首选的治疗手段。

艾灸疗法简称灸法，是运用艾绒或其他药物在体表的穴位上烧灼、温熨，借灸火的热力以及药物的作用，通过经络的传导，以温通气血、扶正祛邪，达到防病治病的一种方法。

"悬灸"一词古已有之。今天我们所谓的针灸，其实是针刺与艾灸的统称。而悬灸其实就是艾灸的一种。根据操作方法的不同，艾灸可分为直接灸和间接灸，而间接灸又可分为隔物灸和悬灸。悬灸无痛苦、很温和，方便操作且易学，又容易使用，妈妈们在家也可操作，从而达到自我治疗的目的。根据操作方法不同，又分为回旋灸、温和灸、雀啄灸和往返灸。灵活运用好这四种手法做灸法治疗，效果确实显著，一般五到七天，乳汁便可充足，可以称得上是快速的催乳方法。

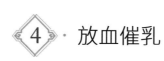

4 · 放血催乳

古老的放血疗法是人类的宝贵财富。这样的疗法在韩国、日本多数家庭中开展得更为普及，似乎他们更喜欢使用这种简便而有效的治病方法，而在中国，老百姓却好像慢慢遗忘了这个疗法，取而代之的是医院里挂瓶、吃西药等。我真心希望它能再次深入民心，进入到百姓家庭中来，实践"小病在家治，大病早预防"的大健康理念。

在催乳治疗中，实热证引起的急性乳腺炎、大涨奶、"石头奶"、积乳囊肿、包块等，需要及时将实热清除，调和阴阳。单纯用穴位点揉不能快速清除体内热毒，如能为相应的病因找到热邪的出口，就是放血治疗的妙极之处。

坐月子就是想让自己的身体恢复到阴阳平衡的健康水平，如果此时出现热盛、阳亢的病证，就是阴阳失衡了，而放血疗法就是对产妇有益的疗法。体虚邪实的产妇用放血疗法祛除邪实时，顺应的是"急则治其标"的中医治疗原则，可以在护住正气的同时来做放血疗法，就不会伤及产妇的根本。因此，放血疗法也是需要辨证治疗的，只要对证就可以使治疗事半功

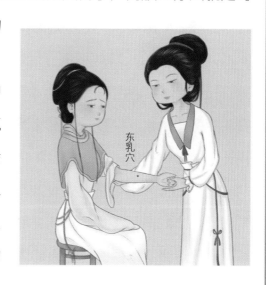

东乳穴

倍，快速缩短疗程，使病证不会继续发展，避免了乳房痛肿结块做引流或手术的后果。

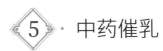

5 · 中药催乳

中药催乳从古至今沿用，不管是家中自行催乳药膳调补，还是中医开催乳药方，都属中药催乳的范畴。

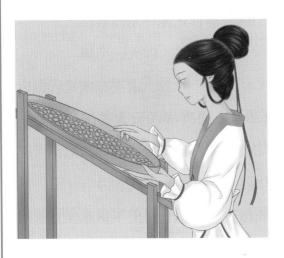

中医学认为，产妇缺乳主要有两种发病机制：气血虚弱和肝郁气滞。气血虚弱型缺乳多由产时或产后出血过多，或素体脾胃虚弱、气血亏虚引起。乳汁由气血化生，血不足，乳汁化生无源，则表现为奶少或全无，乳汁清稀，乳房柔软，无胀痛感，面色少华，指甲颜色暗淡，食欲不振，身体疲劳，精神不振等症状。一般可用传统方剂"通乳丹"来进行治疗。"通乳丹"出自《傅青主女科》，由人参、黄芪、当归、麦冬、木通、桔梗、七孔猪蹄（去爪壳）组成，方中人参、黄芪补气，当归补血，麦冬滋阴养血，猪蹄养血通络。

我在临证应用中常把这个方子中的人参换为党参，只因人参补气太猛，产妇产后多虚弱，易补而停滞出现乳汁骤减。方中木通去掉，避免对肾脏的损伤，用通草替之。

肝郁气滞型缺乳表现为产后乳汁分泌少，乳房胀痛，胸胁胀满，心情抑郁不乐，或有低热，舌苔薄黄。其可能跟妈妈在产后生气、精神压力大或平素性格有关，临床这类产妇可使用"下乳涌泉散"。"下乳涌泉散"出自《清太医院配方》，由王不留行（炒）、青皮、通草、漏芦、当归、桔梗、地黄、白芍、川芎、白芷、天花粉、柴胡、甘草、穿山甲 14 味药组成，能通络、行气、养血。

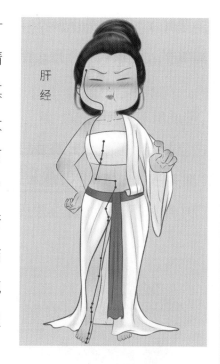

中药催乳需要在专业医师的指导下进行，不管是成方催乳还是药膳催乳，一旦乳汁充足，就可以停用了。比如治疗经久不断奶的，长时间有残奶的妇人，用炒麦芽 150 克、神曲 50 克、牛肉半斤，煮肉喝汤，连续喝三天以上，直到乳汁完全回干净。需要注意的是，这不是刚断奶时使用的回乳方，而是断奶多年还有乳汁可以挤出的妈妈，并且要和乳头分泌物鉴别开来，这在后面的章节里会为大家讲解的。

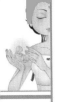

再分享一个大涨奶的中药外治法：皂角刺 100 克打成粉，用纱布包成黄豆粒大小，在高度白酒中蘸湿，微湿即可，塞于患侧乳房的同侧鼻孔中，塞 12 小时，间隔 12 小时，反复三次，屡试不爽。

大涨奶中药外治法

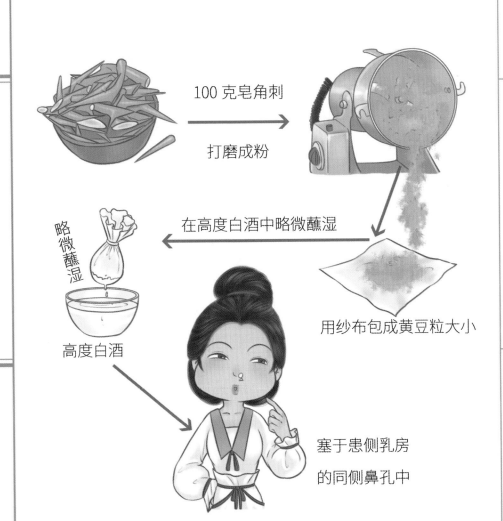

100 克皂角刺

打磨成粉

在高度白酒中略微蘸湿

略微蘸湿

高度白酒

用纱布包成黄豆粒大小

塞于患侧乳房的同侧鼻孔中

第二篇

"十指生秋水，数声弹夕阳"
——催乳手法

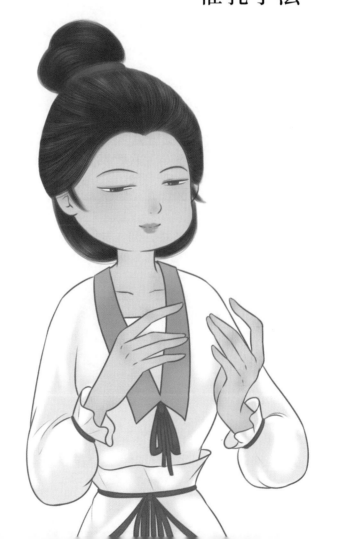

第二篇 ————

催乳手法

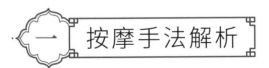

催乳按摩的手法原则非常重要，是手法推拿的精髓所在。按摩手法的基本要求是持久、有力、均匀、柔和、渗透。

手法的五大基本要求

持久	催乳手法在操作过程中，能根据治疗部位需要持续一定的时间并力量均衡。
有力	催乳手法根据体质、病情和施治部位，达到一定作用力量。
均匀	催乳手法动作要保持节律性，其速度的快慢和力量的大小都要始终如一。
柔和	催乳手法得气后（酸麻胀痛感），保持可产生酸麻胀痛的力道，且动作轻柔缓和，变换自如。
渗透	催乳手法在操作过程中必须力达病所，保持一定深度，不能触及病所的，则需指到、力到、意到。

1 · 梳法（五指梳刮 + 三指梳刮）

动作要领：梳法指五指微屈，自然展开，用手指指腹末端接触治疗部位，做单方向滑动梳理动作。

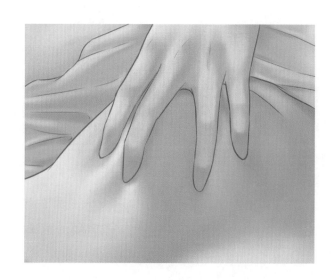

适用：轻力梳刮法一般用于各类乳房按摩手法的开头适应性手法，也可作为手法中的过渡手法。渗透力强的梳刮法用于乳房腺体管道的按摩。

 2 · 揉法（二指揉、三指揉、四指揉、掌揉）

揉法主要有指揉法和掌揉法两种，乳房的揉动以顺时针方向为主，穴位的揉动则以补泻要求为准，顺为补，逆为泻。

[1] 指揉法

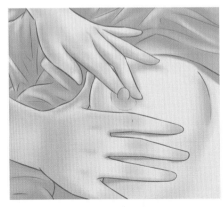
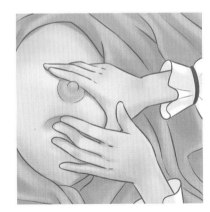

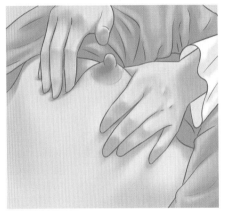

动作要领：用拇指、食指、中指指端紧贴于施治部位，做环旋揉动，包括二指揉、三指揉、四指揉。

[2] 掌揉法

动作要领：用手掌大鱼际或掌根固定于施治部位，做轻柔缓和的揉动。

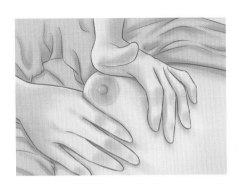

适用：指揉和掌揉适用于乳房肿块的按揉，利于软化肿块，交替使用可排出未包裹的肿块中的乳汁。其中乳晕堵塞和早期的积乳

适用于指揉，而体积较大或不好排出的积乳包块多用掌揉。

3 · 摩法

[1] 指摩法

动作要领：食指、中指、无名指合并，指面贴于治疗部位的皮肤表面做顺时针或逆时针环转运动。

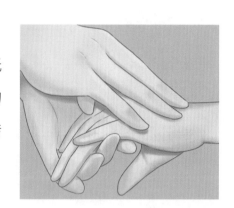

[2] 掌摩法

动作要领：用手掌掌面贴于治疗部位，做有节律的环形摩动。

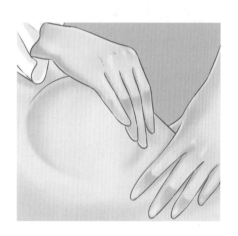

适用：摩法多是手法刚开始时或结束时用的适应性手法，也是在手法之间做交替过渡时使用的手法。

25

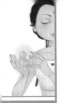

4 · 搈法

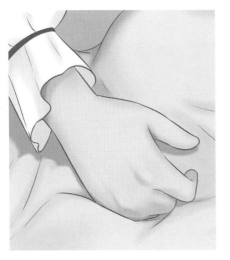

动作要领：用手背小指侧部分或小指、无名指、中指的掌指关节部分附着于体表治疗部位，通过腕关节的伸屈、内外旋转的连续复合动作，带动手背往返滚动的手法。

适用：用于肩背、腰臀。一般多用于膀胱经的按摩疏通，偶尔用于乳房的疏通或过渡手法。

5 · 抖法

动作要领：用食指、中指、无名指三指或连同掌心满握于乳房做连续上下的抖动，另一手环形托扶乳房对面。它是一种震颤而抖动的手法，要求动作迅速、短促、均匀。

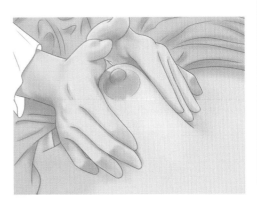

适用：用于乳房或单个肿块的抖动，在手法按揉松解开积块后，就可以马上用抖法。排乳房颗粒物时也常搭配此手法，更易排出颗粒。

6 · 拍法

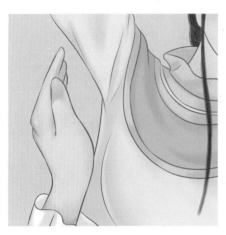

动作要领：以五指并拢微屈，用手腕部的自然摆动着力于乳房或肿块，做起落反复拍打的动作。

适用：用于促进乳房经络通畅，拍散积块或疏通乳房各管道。

7 · 按法

[1] 指按法

动作要领：单手握拳，拇指伸直，用拇指的指腹着力于一定部位或穴位上，用腕、臂的力量由轻而重逐渐向下按压。待刺激深达组织深部后，逐渐减轻压力，然后再重复以上动作。

适用：用于全身各部腧穴。

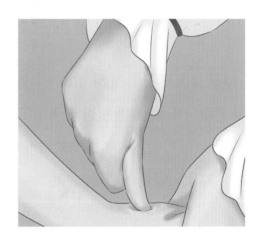

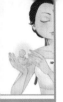

[2] 掌按法

动作要领：以单手掌、双手掌或双手掌叠放于施治部位，用掌根着力向下按压，得气后减轻压力，然后再重复以上动作。

适用：用于较大面积的肌肉或穴位的按压。

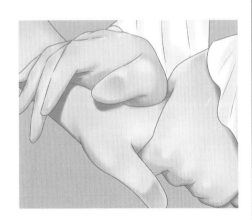

[3] 肘按法

动作要领：将肘关节屈曲，用突出的尺骨鹰嘴着力按压。

适用：用于背腰、臀部、大腿等肌肉丰满的部位。

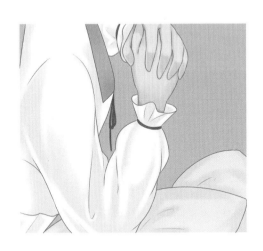

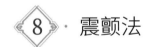 震颤法

动作要领：采用快速且有节奏的震动，利用手指或者手掌对治

疗部位进行连续均匀、一起一落的快速颤动。

适用：用于积乳肿块按揉松解后，震动其内，利于排出乳汁。交替使用于肿块的按揉松解过程中，可促进肿块的消散。

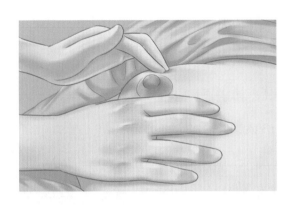

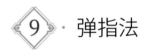

9 · 弹指法

动作要领：用除拇指外其余四指指腹按顺序成海浪形态的弹压，落于乳房或肿块上，并以一定的指力作用于施治部位。

适用：用于按揉乳房后推赶乳汁或颗粒物出乳头。

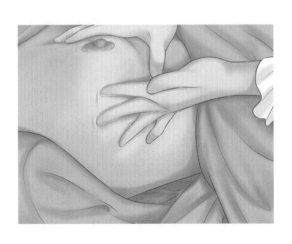

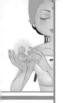

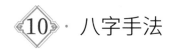

10 · 八字手法

[1] 八字揉按法

动作要领：用双手拇指指腹上下平行置于积乳肿块正中上方，一定的压力渗透入肿块，做环形按揉动作。

适用：用于松解肿块。

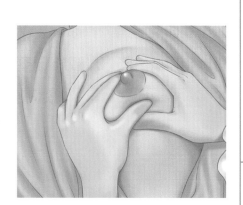

[2] 八字推挤法

动作要领：用双手拇指指腹上下平行置于积乳肿块正中上方或下方，一定的压力交替向乳晕乳头方向推挤。

适用：用于疏通排出肿块或淤积的乳汁。

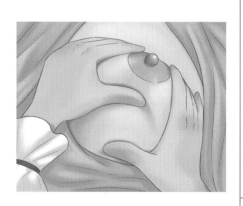

手法注意事项

①持久、有力、均匀、柔和、渗透是有机统一的，它们之间密切相关，相辅相成，相互渗透，缺一不可。

②操作部位与穴位选择，手法的力量和操作时间等，都需要因人、因时、因地、因病、因施治部位而甄选，过之或不及都会影响

治疗效果。

③在整个操作过程中，必须集中精力，全神贯注，做到"指到、力到、意到"，才能取得良好的治疗效果。

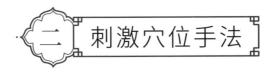

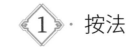

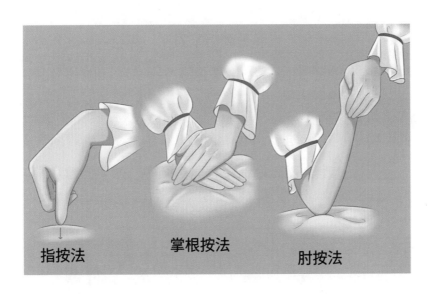

指按法　　　　掌根按法　　　　肘按法

[1] 指按法

动作要领：用手指的指端或螺纹垂直向下按压穴位。

适用：用于刺激人体大部分的穴位。

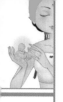

[2] 掌按法

动作要领：用手掌根部着力向下按压穴位，可用单掌按，亦可双手重叠按压。

适用：用于背腰、臀部、大腿等部位的穴位刺激。

[3] 肘按法

动作要领：将肘关节屈曲，用突出的尺骨鹰嘴着力按压穴位。

适用：用于肌肉厚实、部位较深的穴位刺激。

◇ 2 ◇ · 揉法（点揉 + 勾揉）

动作要领：以指为着力点，在治疗部位带动受术皮肤一起做轻柔缓和的回旋动作，使皮下组织层之间产生内摩擦的手法。根据着力部位的不同，可以分为中指揉法、拇指揉法。

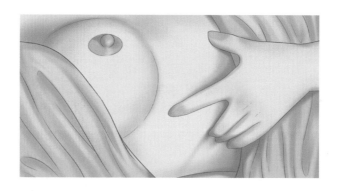

适用：用于人体各部位的穴位刺激。其中，揉法配合勾指动作的勾揉法是更渗透的手法，适用于较狭窄、较深部位的穴位。

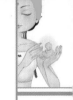

3 · 弹拨法 (拨筋 + 拨结节 + 拨经)

动作要领：弹拨法系弹法和拨法的合称。弹法用拇指推压筋结或穴位，其他手指相对用力辅助，再迅速放开力道回位，使筋结或穴位回弹；拨法用指端按压于穴位上，做与肌筋纤维垂直方向的来回拨动。

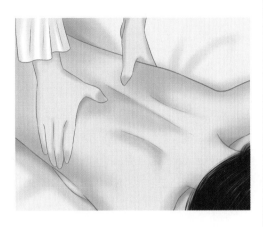

适用：用于穴位或治疗部位有结节、筋结或痛点所做的理经理穴手法。

4 · 拿法

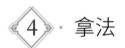

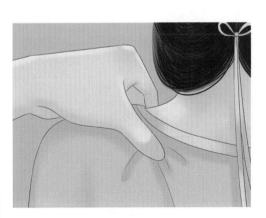

动作要领：用拇指和其余三指或四指对称用力，提拿一定治疗部位或穴位，进行一紧一松的拿捏方法。

适用：用于部位厚、深度深的穴位，如肩井、合谷。

5· 掐法

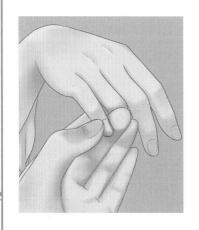

动作要领：用指甲按压掐点穴位，用力较重而刺激面积较小，为开穴解痉的强刺激手法。

适用：用于表浅部位小的穴位，如少泽。

6· 捏法

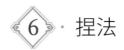

动作要领：捏法与拿法相似，但需将肌肤提起。

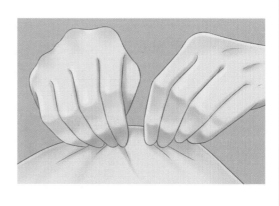

操作方法有两种：

①手握空拳状，用拇指和食、中两指相对，夹提皮肤，双手交替捻动，向前推进。

②用食指中节和拇指指腹相对，夹提皮肤，双手交替捻动，向前推进。

适用：第一种方法多用于腰背部腧穴醒穴位时用，第二种方法用于乳房经络的皮肤提捏，刺激乳房经络通畅。

7 · 冲击法

动作要领：将手食指、中指、无名指合拢后，指腹着力于施治部位做不离皮肤的深浅按压，往返冲浪动作。

适用：用于贯通上下、前后对称的穴位，或患病部位水平投影的穴位，如肩井冲击涌泉，天宗冲击乳房。

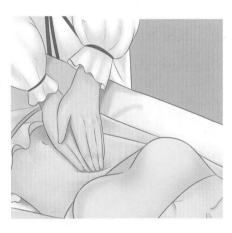

8 · 开背手法

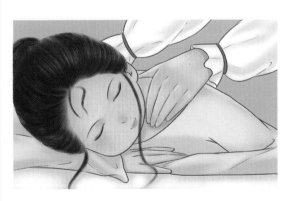

动作要领：用双手拇指指腹沿督脉两侧背俞穴、夹脊穴同时推进按揉或八字交叉按揉松解施治的动作。

适用：除了用于背俞穴、夹脊穴的按揉，还可用于肩胛骨缝的筋结点的按揉疏通。

35

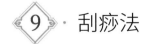 9 · 刮痧法

动作要领：用边缘光滑的刮痧板、嫩竹板、硬币等工具，蘸介质油或茶水在穴位上进行由上而下、由内向外反复刮动的动作。

适用：用于瘀堵的经络和穴位。

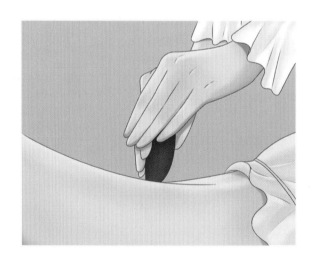

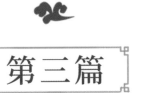

第三篇

"阿母亲教学步虚，三元长遣下蓬壶"
——催乳治疗篇

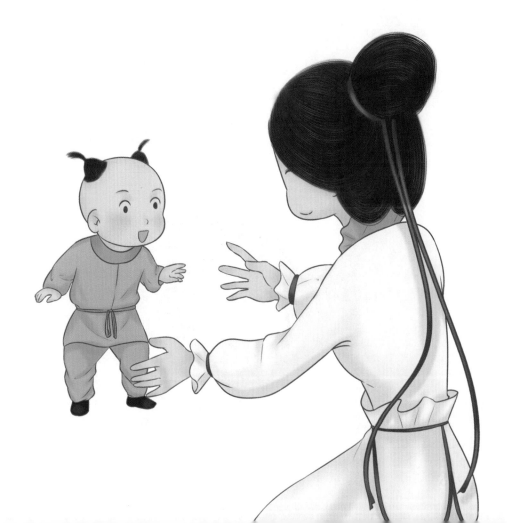

第三篇 ————

催乳治疗

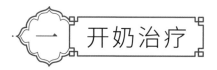

一 开奶治疗

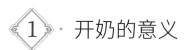

1· 开奶的意义

　　通过按摩穴位、科学饮食、催乳药膳等方法及早建立泌乳反射，巩固秘乳反射的过程叫作开奶。开奶治疗的时机对于宝妈今后乳汁质量的影响是很大的。如果开奶这步没做好，泌乳反射建立太迟或太弱，乳腺的增大和乳管的打开都会延迟，进而出现乳汁不足或生理性涨奶，产生奶结，从而影响母乳喂养，严重的还会导致无乳或急性乳腺炎。

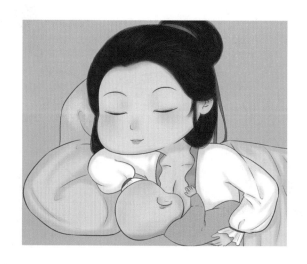

所以正确的开奶是成功实施母乳喂养的关键。而开奶的最佳时间，无论顺产还是剖腹产都建议在产后半个小时。如剖腹产身体太虚弱，或是宝宝的条件不允许，可以用羊毛笔来轻扫乳头，每日早中晚各一次，一次30下左右，再用手动吸奶器吸吮乳汁15分钟。开奶不要求一定要有乳汁排出，只求建立泌乳反射，增强泌乳反射，为后续的顺利哺乳做好准备。一味地强求要排出多少量的乳汁，有可能会伤及乳管或乳头，导致外力损伤性乳腺炎。这是因为开奶期的管道没有完全打开，乳汁还未完全充盈。如在开奶时损伤了乳房，而后来临的生理性大涨奶症状就会加重，这时手法不能做，做了也不宜太久，炎症易发生，转变为急性乳腺炎是必然的。

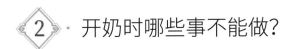

2· 开奶时哪些事不能做？

[1] 乳头是泌乳反射的开关

产后及时地触碰乳头是开奶的关键所在。我们常常会发现一些宝妈或家属会傻傻等待乳汁来临后，才给宝宝吸吮，等没有乳汁了才开始寻求帮助，这样势必导致泌乳反射建立的最佳时机被错过。

[2] 乳头刺激量不够

乳头的刺激量就是增强泌乳反射的过程，也是巩固的条件。即使触碰了乳头，如果吸吮次数不够，泌乳反射也是弱的，那么乳汁也会不足。

[3] 产后不可立即吃催乳食品

产妇进入产房，门外就已经备好了催乳汤水，营养鸡汤，这是不可取的。在孕期或是开奶时就要及时沟通说明，泌乳系统还没有做好充分准备，管道还未完全打开，储奶空间还小，不宜过早过量食用催乳下乳的食品，以免乳汁生成后房皿过小产生堵塞，导致生理性涨奶不易轻松过渡，而形成积乳或炎症。最佳时间是等待开奶、生理性涨奶期平安度过，气血经络通畅了，再加大催乳汤的食用。

[4] 怕宝宝饿直接用或先用代乳品喂养

产后感觉宝妈没有奶，直接用代乳品，导致没有进行乳头接触吸吮，或少接触少吸吮，使得泌乳反射无或弱。有的产妇哺乳接触还是有的，只是先用代乳品再哺乳，这样容易导致宝宝不吸母乳，或是吸吮不积极不彻底，从而影响了乳汁的生成。

③ 开奶前绝对不能少的准备

[1] 情绪同频

人体的经络气血通道是否通畅，取决于气机的顺畅。气机是推动力也是转化力，当情绪郁结、气机不调和的时候，经络气血通道就堵了，开奶效果就会受到很大影响。因此开奶期间家人应和产妇情绪同频、感同身受，产妇哺乳期有人护有人爱，开奶更顺利，乳汁更充足，尤其是情绪不稳定的人更需要进一步做情绪按摩。

[2] 乳头清洗和刺激

清洗乳头是开奶的前提，是开奶后乳汁能否顺畅被孩子吸吮到的关键。如果乳头未清洗，乳头的吸吮次数和触碰量即便足够，也无法完全地将泌乳反射建立起来。又由于乳头不通畅，宝宝吸吮不空乳汁，就会导致乳汁收回，泌乳反射减弱。相反，乳头清洗后，敏感度增高，泌乳反射建立上升快，且乳汁吸吮彻底，会进一步增强反射强度，形成正反馈。

因此在乳头清洗干净的基础上，乳头的刺激触碰量就是有意义的，否则对泌乳反射的增强帮助不大，还会使乳头受损伤，形成乳头炎、乳头皲裂等。

[3] 开奶前宝宝不要喂太饱

开奶前宝宝不要喂太饱，做完开奶治疗后，立即抱宝宝吸吮，这样就形成泌乳反射的及时巩固，达到更加显著的疗效。宝宝触碰乳头并吸吮所产生的微妙的信息传递感是其他手法或吸奶器无法替代的，这样做也会使宝宝更喜欢母乳。

[4] 开奶前穴位按摩

开奶前先做穴位按摩，把有堵塞的经络打开。脾经通了，气血有生化工厂了；胃经通了，气血有生化源头了；肝经通了，气血运行通道开了；心经通了，气血也足了；肾经通了，泌乳反射更强了。这些都通畅了，后面的开奶就可以事半功倍，动力十足了。相

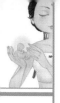
反，经络未通就做乳房局部按摩的话，虽然腺管通畅，但是生产的工厂、源头、转化等都没有做好准备，无以生化乳汁。如果做好开奶前的准备，乳汁就会随着催乳饮食的增加和身体的恢复而快速增加。

④ · 开奶手法步骤

操作前先点按合谷、足三里、三阴交、太冲。乳头乳晕是泌乳系统的开关，因此生理性大涨奶或是开奶都要从疏通乳头乳晕开始。

第一步　疏通清理乳头污垢

用拇、食二指捻转乳头各个方向，使附着在管道内壁的污垢及内皮脱落物与管道内壁分离，再用温毛巾旋转擦试将污垢带出，清理干净。注意手法宜轻柔，结束后轻轻牵拉乳头9下。

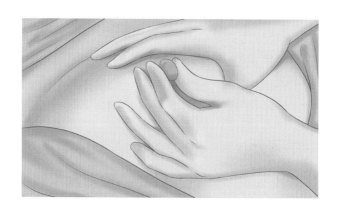

第二步　疏通乳晕

　　用食、中二指顺时针揉疏通乳晕，尤其是有蒙氏结节的位置，需要疏通得更细心些，结束后点揉天宗穴。

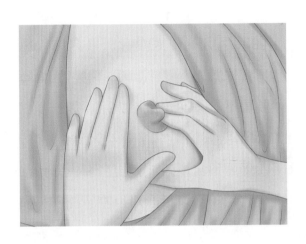

　　通过上面两步手法，我们打开乳头乳晕的开口，把堵塞的物质去除后，乳头乳晕的管道就会自然舒展开来，那么这种舒展动力就会像开花一样，以乳头为中心向乳房放射性晕开，乳管也紧跟着开始舒展开来，因此接下去只要顺着这个动力，助乳管打开就可以了。

第三步　疏刮按摩乳房

　　用五指疏刮乳房管道，顺着管道放射性的排列特点由轻逐重地缓慢加压用力，达到渗透力度最深，而产妇感到轻微痛感并舒服的感觉，说明手法到位。然后再用食、中、无名指三指揉顺时针把乳房各个管道都按揉两遍，再根据个别有堵塞的管道进行细致的按揉，待肿块发软后，开始用剪刀手法排乳，把管道里堵塞的乳汁排出，以疏刮法结束。

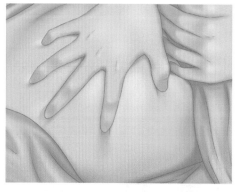
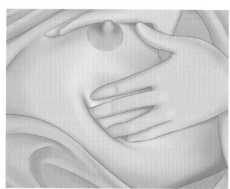
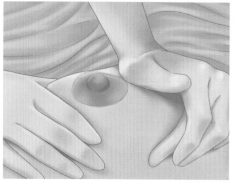
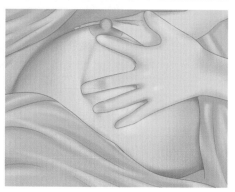

操作过程中可以自由交替搭配掌根揉、弹指、拇指交替揉等手法，结束后点揉膻中、乳根，最后再点按穴位肩井、涌泉。

 ⋅ 开奶结束后提高疗效的嘱咐

[1] 哺乳姿势

治疗后哺乳姿势的纠正关系到开奶后的效果，如果宝宝总是吸吮乳头处而不是乳晕，产妇大多会产生乳头痛或是乳汁吸不完全的情况，而使气机堵塞，乳汁回收。

[2]　人为增加乳头刺激

嘱产妇自己每日用羊毛笔或拇指指腹轻扫乳头 30 下。

[3]　睡前热敷排空

嘱产妇睡前一定要排空乳汁，乳汁不多就空排 10 ～ 15 分钟，以此来增强泌乳反射，防止乳汁回收。

[4]　产妇自行点按穴位

嘱产妇下午 5：00 ～ 7：00 点按肾关穴或公孙穴，以保持疗效。

[5]　情绪稳定，休息充足

嘱产妇保持良好的心态，并告知情绪对于今后乳汁质量的影响，同时尽量保持较好的睡眠，宝宝睡觉妈妈就休息，尽量不看手机，用眼过度必伤肝，肝血不足，气血不足以生化乳汁。

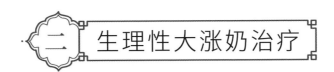

二　生理性大涨奶治疗

① · 生理性大涨奶是如何产生的？

生理性大涨奶一般在产后 1 ～ 3 天出现的比较多，表现为乳房突然涨满疼痛，乳汁不易排出或吸出，严重者可出现发热、全身不适。

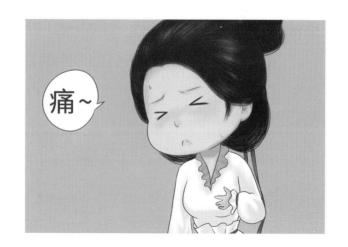

　　生理性大涨奶形成的主要原因：一般生产后身体的五大系统都会对气血进行一个调整，为迎接乳汁的来临而做着准备。此时还有一个重要的系统也在发生着改变，它就是泌乳系统。从乳汁的生产车间开始，紧锣密鼓地准备着，都在等待生产乳汁的原材料到来，腺体打开增大，并把疏送乳汁的传送带也打开。为了促进泌乳系统的打开。生理性大涨奶就是人体自带的开奶程序，它的出现可以帮助泌乳系统扩大生产车间、打开管道、疏通出口，这就是人体自然的生理过程。

　　而现在的生活水平提高了，产妇生完宝宝后营养下奶的食品给予得太早太多，各类鱼汤、猪蹄汤等催乳营养汤全部一涌而上，导致泌乳系统的生产车间、传送带、出口都没有做好接待准备，这时生理性大涨奶来临就会措手不及。泌乳系统在未完全打开的状态下就进入乳汁，即便乳汁量不多，但对于未开奶的系统来说空间就挤得很了，那么涨感就开始出现了，由于通道小，乳汁不易吸出，最终就会形成涨痛并发硬。了解了原因，我们就知道治疗的重点在于帮助产妇快速打开泌乳系统，打开管道，只要空间宽畅了，乳汁就不挤了，自然易吸出易排出，那么问题就会迎刃而解。

前面有讲过，乳头乳晕是泌乳系统的开关，因此生理性大涨奶必须从疏通乳头乳晕开始，在手法步骤上同开奶一样，可回看前面章节内容。生理性大涨奶只在操作前点按的穴位有所不同，这里我们先做合谷、太冲各一分钟，极泉五个方向揉透，如果开奶的同时需要配合催乳治疗，则里面的所有穴位去除，先根据产妇的症状辨证后选择穴位点按后，再做三个步骤的手法。

 2 · 治疗结束后提高疗效的嘱咐

[1] 哺乳姿势

哺乳姿势的纠正关系到治疗后的效果，如果宝宝总是吸吮乳头处，而不是乳晕，产妇大多会产生乳头痛或是乳汁吸不完全的情况，而使气机堵塞，易发展为急性乳腺炎。

[2] 人为增加吸吮次数

按时排空乳房，故意增加吸吮次数。宝宝睡了或是吸吮时间不够，可用手动吸奶器再吸 15 分钟，生理性大涨奶期间拒绝用电动吸奶器。乳头的吸吮次数多了，管道和腺体打开得就越快，那么生理性大涨奶就可以更快恢复。

[3] 睡前热敷排空

睡前一定要排空乳汁，乳汁不多就空排 10 ～ 15 分钟，以预防急性乳腺炎的发生。

[4] 产妇自行拍穴位

拍极泉 81 下，每日一次，以保持疗效。

[5] 情绪稳定，休息充足

肝的气机不调畅，会影响到经络及管道的通畅度，乳汁不出易堵塞，管道和腺体打不开，导致生理性大涨奶的治疗被抵消。

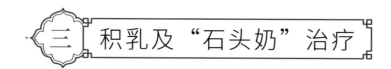

三 积乳及"石头奶"治疗

1 · 积乳、"石头奶"是如何形成的？

积乳（乳汁瘀积）常发生在乳汁过多和授乳方法不当的产妇，大多是由于未及时排空乳汁、情绪变化、受凉、外力撞击、作息不规律、饮食和哺乳姿势及方法不当引起的。

"石头奶"是指哺乳期因乳汁分泌过多没有及时排出，导致整个乳房出现硬结、肿胀、疼痛，甚者出现水肿、组织增厚等症状，由于发硬不易排出乳汁，胸前就像挂着两块大石头一样，压得连胳膊都抬不起来，催乳师俗称其为"石头奶"。"石头奶"一般都是胃火过盛、肝胆湿热、肝郁化火后导致积乳发展而来的。如果积乳处理及时，宝妈的免疫系统好，"石头奶"不易发生。

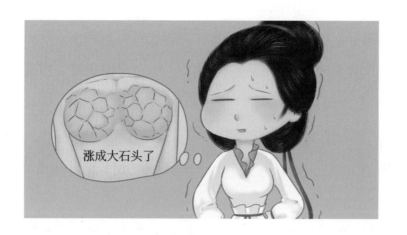

涨成大石头了

但是大家可能都有这样的感触：因胃火过盛、肝胆湿热、肝郁化火导致的积乳都比较棘手，处理起来也比较麻烦，常出现高烧，且容易反复高烧、反复积乳。其原因在哪里？值得大家思考。

其实这就是"石头奶"产生的原因，由于人体这三种内热最黏人，持续在经络脏腑之间的时间最长，消除它们的时间也就自然长些。热迫血妄行，血转化为乳汁的速度就变快，乳汁快速填满房皿，迫使空间狭窄，甚至超出乳房盛放乳汁的空间，乳腺越来越结实，管道越来越充盈且增厚，皮肤也紧绷，热毒由内浮于皮肤开始发红，"石头奶"就发生了。如果产妇有副乳，这就成了无处安放的乳汁的好去处，副乳也会涨痛，经络堵塞严重，淋巴结也就是人体的卫兵就开始肿大，手臂自然也抬不起来了。

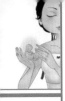
 ## 2 · 必须要注意的事项

[1] 一般乳头凹陷或短小的产妇出现涨奶的比例高于正常乳头的产妇，而往往这样的产妇哺乳姿势也难做到完美。因此积乳和"石头奶"产妇都要把哺乳姿势的纠正作为重点来做，严重的产妇可以同步治疗纠正乳头。

[2] 特殊情况不能及时哺乳的产妇，一定要定时排乳。

[3] 顺产三天内，剖腹产七天内不能吃太多营养物质如含高蛋白质的食物来催乳。

[4] 奶量太足的妈妈们，虽然孩子吸得很频繁，但因为奶量多，所以妈妈们也会出现"石头奶"。

[5] 产后一开始就喂奶粉的妈妈们，其实都有个误解，认为乳房软软的或挤不出乳汁就是没有奶而没让宝宝吸，两三天后一旦感觉到乳涨，大多都会因为乳腺不通畅而演变成"石头奶"。

[6] 情绪方面在哺乳期就要注意了，多关心产妇的心境变化，包括发怒、郁闷、哭泣、焦虑、焦急等。

[7] 休息是关键。在这里我们主要说的是肝的休息，一方面是早入睡，一方面是少看电子产品。胆经在 23 点到凌晨 1 点当令，肝经在 1 点到 3 点当令，肝藏血肝胆相照，因此 23 点前一定要休息。如果因为宝宝吵闹休息不了，那么只有少看电子产品了，因为肝开窍于目。

[8] 发生积乳要及时让孩子多吸吮，少用吸奶器，确实需要使

用者，建议用手动的。发展为"石头奶"不可用吸奶器，尤其是电动的，因为乳头、管道的水肿会加重病情，且让乳汁难出，增加催乳治疗的难度。

[9] 积乳建议多热敷，可按摩乳房，而"石头奶"不可热敷，尽可能少做按摩手法。由于乳房内空间已变得狭小壅塞，手法易伤及腺体管道。另外需要注意的是，如果本身发生积乳、"石头奶"的原因是外力因素，那么淤积点或肿块处禁止做手法，可多用中药散剂外敷乳房，如金黄散或是乳痈散。

③ · 为什么越揉越肿，越排奶越涨？

乳汁淤积时局部压力大，而水肿挤压到乳腺管会让乳汁更难排出，如果直接在硬块位置用力按揉，相当于在已经水肿的组织上再施加外力。这样不仅乳汁排不出多少，更重要的是会导致乳腺组织、淋巴组织、皮肤等被外力所损伤，大力揉无益于乳汁排出，反而会增加新的伤害。

在这种情况下组织水肿增厚，按摩刺激乳房和乳头会提高泌乳反射的正反馈，乳汁就会更多。这时外出口出不来，里面还分泌乳汁奶，组织受损，多重原因聚集，做完手法按摩后肿胀疼痛反而越发严重。

④ · 治疗原则与前提

[1] 积乳症的乳头一定要处理。淤积位置的乳汁能够排出的前

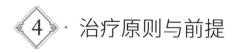

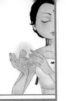
提，是前端出口位置也就是乳晕处的乳腺管要畅通。只有"门口"的乳汁顺利排出，远端淤积位置的乳汁才有可能向前缓缓流动，最终排出。

[2] 积乳可热敷，直接做手法。怀疑可能会发展为急性乳腺炎的话，则及时加放血疗法，可控制并治愈积乳，避免发生急性乳腺炎。

[3] "石头奶"时乳头未水肿也是需先疏通乳头乳晕，如有水肿则不做。"石头奶"以放血，穴位、经络的疏导，中药内服外敷为主，相互配合，系统治疗。在硬块处和乳头乳晕外敷乳痛散能够帮助乳汁更快排出。

[4] "石头奶"的早期，如皮肤未发红、未水肿，可搓热双手后做短时间的手法按摩，但不可热敷。"石头奶"中后期则尽量不做手法。

⬧5⬧ · 积乳的治疗穴位和流程

[1] 点按穴位：肩井、极泉、太冲、七乳、乳根、合谷，其中极泉五个方向皆要揉透，七乳穴多做几遍。

[2] 穴位经络做完再热敷乳房，清洗疏通乳头和乳晕。

[3] 这时可以做手法按摩排乳，前面的开奶按摩手法流程中加入肿块的按摩手法即可，重点放在肿块处理，前面的手法可简单带过。

[4] 涌泉最后点按完，让宝宝直接吮吸，因此治疗前不要让孩

子吃太饱。

[5] 如果有发热，则在耳尖或大椎放血，如无则直接做疏通乳房的手法。

[6] 积乳发生超过三天，或开始治疗时乳房肿块已有红晕、皮温较高者配合中药外敷乳房，并服用乳痛散结内服方。

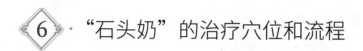

6 · "石头奶"的治疗穴位和流程

[1] 胃火炽盛

点按肩井、乳根、曲池、合谷、丰隆，并加内庭放血。

[2] 肝胆湿热

点按肩井、期门、曲池、丰隆、足临泣，并加太冲放血。

[3] 肝郁化火

点按肩井、期门、章门、内关、太冲，并加膻中放血。

三种证型都可以配合七乳穴放血，一日或隔日一次，双侧交替。脓肿未破溃，可制污穴放血，并加极泉穴点揉。特别硬的肿块，难消除吸收的话，一定要加左太冲、右尺泽，左合谷、右阳陵泉，每日一次。如上面三种证型兼有心火旺盛的症状或舌苔，则内关穴一定要做，七乳穴要放血。情绪因素引起的病证，一定要疏导情绪，心理调理，疗程不定，根据患者情况而定，一般 12 天一个疗程。

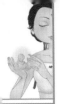

7 · 积乳、"石头奶"手法按摩图

· 实图案例 ·

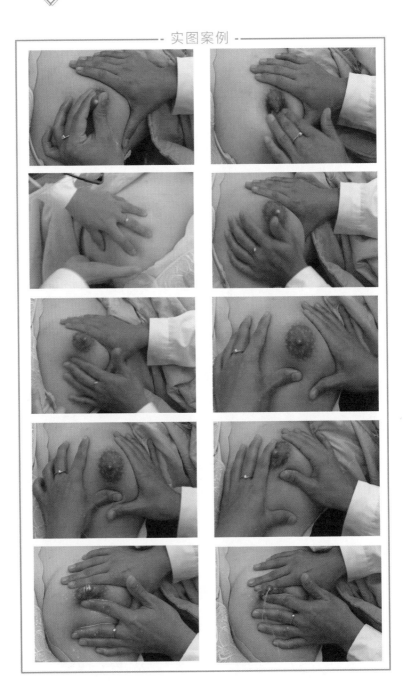

8 · 治疗结束后提高疗效的嘱咐

[1] 不可暴力按揉乳房。

[2] 多喝温水，勿吃辛辣油炸食物，多吃蔬菜水果，尤其不能吃热补、补阳的食品。

[3] 保持对产妇的治疗关爱，常做情绪疏导。

[4] 勤吸吮，不留奶过夜。

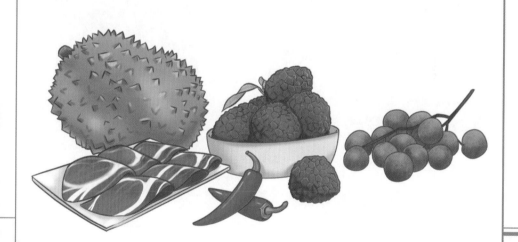

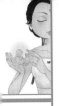

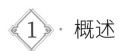

四 少乳缺乳治疗

1 · 概述

[1] 定义

产后哺乳期内，产妇乳汁分泌不足或全无，称为产后缺乳。

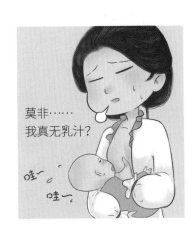

莫非……
我真无乳汁？

哇～
哇～

[2] 病因

产后缺乳主要病因有两方面：

（1）妈妈方面

①先天禀赋不足或产后体质虚弱，气血不足，脏腑失和。

②产后开奶不及时。建议产后半小时开始哺乳，最多不超过 2 小时。

③乳房发育不良，乳头内陷等。

④身心疲累、睡眠不足和精神压力大。

⑤哺乳姿势不正确，哺乳方法不合理。

⑥饮食和起居习惯不合理。

⑦经常穿着化纤内衣，化纤侵入乳管。

⑧家族遗传倾向，环境污染。

⑨滥用避孕药，内分泌紊乱。

⑩由于不可抗拒的因素，产妇无法哺乳。

（2）宝宝方面

①宝宝吸吮能力不强，早产或力量不足。

②宝宝生病或因其他原因不在妈妈身边哺乳。

一般初次生育的妈妈没有经验，对照顾宝宝都会不知所措，容易情绪不安、烦躁、乱发脾气。若不妥善解决，有可能会导致产后抑郁，更糟糕的是新生儿不但不能得到最好的喂哺和照顾，而且母亲的不安情绪也会给新生命的身心发展带来负面的影响。

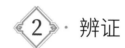
2 · 辨证

[1] 气血虚弱

产后乳少，甚或全无，乳汁清稀，乳房柔软，无胀感，面色少华，神疲食少，恶露淡少，或淋沥不尽，舌淡少苔，脉虚细。

[2] 脾胃湿困

产后乳少，甚或全无，乳汁黏，乳房柔软，无胀感，面色黄，神疲倦懒，睡不醒，食欲不佳，大便黏，舌苔白腻滑，脉濡滑。

[3] 气血瘀滞

产后乳少，甚或全无，乳房柔软，无胀感，面色较暗，唇色

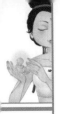

暗，恶露涩滞不爽，量少或淋沥不尽，色紫暗有块，舌紫暗或边有紫点，脉弦涩。

[4] 郁怒伤肝

产后乳汁分泌少，甚或全无，胸胁胀闷，情志抑郁不乐，或有微热，食欲不佳，舌淡红，苔薄黄，脉弦细或数。

[5] 肾精不足

产后乳汁分泌少，甚或全无，腰膝酸软，背痛，足跟痛，视力下降，耳鸣健忘，心悸失眠，舌质红少苔，脉弦细而数。

[6] 淤积涨回

有淤积或发热病史，明确的诱因，乳汁分泌越来越少，乳房软或有硬块，烦躁，焦虑，舌质淡红，脉正常。

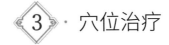

3 · 穴位治疗

[1] 气血虚弱

膻中、乳根、气海、血海、三阴交、公孙、液门。

[2] 脾胃湿困

膻中、乳根、少泽、足三里、脾俞、丰隆、三阴交。

[3] 气血瘀滞

合谷、三阴交、足三里、膈俞、血海、内关、女福穴。

[4] 郁怒伤肝

膻中、乳根、少泽、极泉、内关、太冲、期门。

[5] 肾精不足

膻中、乳根、少泽、肾俞、水泉、三阴交、涌泉。

[6] 淤积涨回

如乳房已软，乳汁少，则用肩井、涌泉、极泉、合谷、三阴交、公孙、太溪等穴；如乳房正硬或有肿块，乳汁少，则用肩井、涌泉、极泉、太冲、内关、曲池、三阴交等穴。其中，极泉五个方向要做透，配合少泽放血。

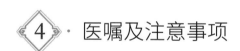

④· 医嘱及注意事项

[1] 按时排乳，每两个小时哺乳一次，睡前排空促泌乳反射，无乳少乳也要空排 15 分钟，每日用羊毛笔轻扫乳头 30 下，每次哺乳都要脚踩有棱角的东西一边刺激涌泉穴一边哺乳。

[2] 气血虚的产妇不宜过度吃补益的高蛋白的食物，尤其是油腻难消化的食物，如猪蹄。不可久坐、久卧，易伤气耗血。

[3] 淤积涨回导致的少乳，如乳房还有硬块堵塞，则不能着急

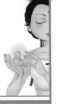
催乳，尤其不能吃高蛋白质食物，以免堵上加堵加重涨回症状，泌乳反射会更弱。

[4] 郁怒伤肝型的产妇注意重点是情绪的调节和心理疏导。

[5] 肾精不足型的产妇则注意房事不可过度，或催乳期间暂停房事，早入睡，养肾为要。

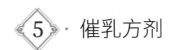

5 · 催乳方剂

[1] 气血虚弱

组成：黄芪 30g，当归 6g，穿山甲 6g，党参、熟地黄各 15g，白芍、王不留行、益母草各 12g，通草 10g，茯苓 6g，桔梗 5g，甘草 6g。

用法：水煎 3 次得 1 剂，去油小母鸡汤分 3 次服用。

[2] 脾胃湿困

组成：生麦芽 50～80g，苍术 15g，厚朴 10g，陈皮 15g，白芥子 10g，穿山甲片 10g，王不留行 20g，木通 5g，甘草 10g。

加减：湿郁化热，见舌红苔黄腻，脉滑数者，加黄连 10g、竹茹 10g。

用法：水煎，早、晚空腹温服，每日 1 剂，10 天为 1 个疗程。

[3] 气血瘀滞

组成：党参、黄芪、益母草各 30g，白术、麦冬各 15g，当归、川芎、桃仁、炮姜各 10g，陈皮、桔梗、通草、炙甘草各 6g，升麻、柴胡各 3g，红糖 250g。

加减：恶露不绝者，加海螵蛸 15g、茜草 10g。

用法：加适量水共同煎煮 3 次。第 1 次煎 1.5 小时，第 2 次 1 小时，第 3 次 0.5 小时，再把三次的药汁合并后，加 250g 红糖溶化后，分 3 次在早、中、晚饭前 1 小时温服。

[4] 郁怒伤肝

组成：当归 9g，白芍 9g，川芎 6g，生地黄 15g，柴胡 3g，青皮 6g，天花粉 15g，漏芦 9g，桔梗 9g，通草 9g，白芷 6g，穿山甲 9g，王不留行 15g，甘草 3g，路路通 6g，丝瓜络 10g，加猪前蹄 2 只（去大腿肉留膝部以下蹄子）。

用法：水煎温服，每日 1 剂，去油猪蹄汤，早、晚分服，7 天为 1 个疗程。

[5] 肾精不足

组成：黄芪 30g，当归、柴胡、丹参、白芷、菟丝子各 15g，香附、王不留行各 10g，紫河车 1 个。

用法：水煎温服，每日 1 剂，早、晚分服，7 天为 1 个疗程。

[6] 淤积涨回

组成：麻黄 3g，葛根 10g，炙黄芪 30g，当归 15g，穿山甲 3g。

用法：水煎温服，每日 1 剂，早、晚分服，7 天为 1 个疗程。

妈
妈
中
医
催
乳
入
门

第
三
篇

催
乳
治
疗

《针灸大成》中对积乳转变成乳腺炎，最终遗留囊肿的整个过程，有一段古文解析值得我们细品学习。读懂这段话，并引申到积乳囊肿的治疗，不仅解惑了积乳囊肿形成的过程和原因，也开拓了积乳囊肿不一样的治疗思路。

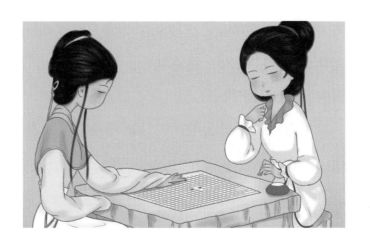

"丹溪曰：乳房，阳明胃经所经；乳头，厥阴肝所属，乳（去声）子之母，不知调养，忿怒所逆，郁闷所遏，厚味所酿，以致厥阴之气不行，窍不得通，汁不得出，阳明之血沸腾，热甚化脓，亦有所乳之子，膈有滞痰，口气燉热，含乳而睡，热气所吹，遂生结核。初起时，便须忍痛，揉令稍软，吮令汁透，自可消散。失此不治，必成痈疖。若加以艾火两三壮，其效尤捷，粗工便用针刀，卒惹拙病，若不得夫与舅姑忧怒郁闷，脾气消沮，肝气横逆，遂成

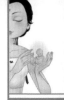

结核如棋子，不痛不痒，十数年后为疮陷，名曰奶岩。以疮形如嵌凹，似岩穴也，不可治矣。若于始生之际，能消息病根，使心清神安，然后医治，庶有可安之理。"

积乳囊肿大多是普通积乳后错过了最佳疏通治疗机会，加上诸如情绪不调、饮食不当、休息不规律、错误催乳手法、自我热敷按摩伤及乳管、乳头破口细菌入侵等诱因，导致急性乳腺炎的发生，如果这时能得到正确治疗，及时对症处理，一般二三次后可以完全治愈。如若不然，一发热就输液消炎，将已经调动起来的自我修复系统强行压制下去，表面看热已退，其实是把正邪相争时热火朝天的热量暂时性地压制下去了。这就像援兵来帮我们打退敌人，战火太浓烈，错把友人当敌人赶了出去。而这些援兵们消灭不了敌人只能无奈地选择就地包裹，形成了积乳囊肿。

积乳囊肿如何治疗呢？积乳囊肿是管壁由于炎症的刺激增厚，乳汁的扩张导致的囊腔，大多需要自体吸收，手法按摩在乳房上面的直接作用较小。我们要做的是辅助和促进其修复吸收，采用的是穴位点揉、放血疗法、中药食疗等综合系统的治疗。

通过辨证选择消痈散结的穴位，如七乳、东乳、极泉、肩井、光明、足临泣、少泽、天宗、太冲。其中光明、足临泣有回乳之功，在消痈结治疗时只是点按或是放血，取其消痈散结的作用就好。如果是回乳治疗时，则加上回乳的中药即可显现回乳的作用。上述穴位均可放血，在肿块严重的情况下使用放血，除此一般都是点按。这组穴位同时用得越多，回乳效果越好，相反，如果只是消痈散结的话，用得就少些，这和中药的药物剂量是一个道理。不同的药物剂量产生的作用也会完全不同，如麦芽的量，如果小于 60g，容易变成催乳之功，炒得不够透的也会变成催乳作用，超过 60g 以上，就会变为回乳作用。

中药治疗的话可以服用中成药乳癖消，不愿意服中药的产妇可以用我常用的药食同源的方子，如橘核 30g、王不留行 10g，情绪不佳加柴胡 12g，情绪不佳又食欲不佳、消化不好可以加青皮 6 ~ 10g。

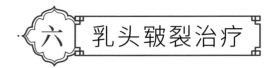

六 乳头皲裂治疗

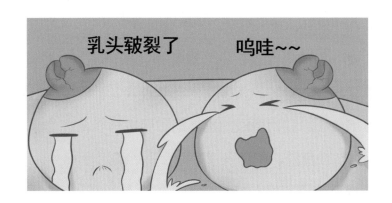

乳头皲裂了　　呜哇~~

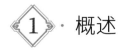

1 · 概述

乳头皲裂是哺乳期常见病之一。轻者仅乳头表面出现裂口，重者局部渗液渗血。日久不愈、反复发作易形成小溃疡，处理不当细菌滋生极易逆行引起急性乳腺炎。其通常可分为干湿两种：干的裂痛明显，属肝经燥火；湿的瘙痒后出黄汁，属肝胃经湿热。乳头属足厥阴肝经，又是胃经所过之处，因此乳头的病证与肝胃两经密不可分。

② · 临床症状

婴儿吮吸时，感觉乳头锐痛、糜烂、渗出、出血，并结黄痂，甚者吮乳后撕心裂肺的疼痛感更加重，导致坐卧不安。可伴有乳房结块、畏寒、发热、全身酸痛等症状，亦可出现乳房湿疹。

③ · 病因

[1] 乳头内陷或过小，使婴儿吸吮困难，吸乳时用力过大发生乳头损伤。

[2] 哺乳姿势不正确，未把乳头及大部分乳晕送入婴儿口中。

[3] 哺乳妇女乳头皮肤娇嫩，不能耐受婴儿唾液的浸渍和吮吸。

[4] 乳汁分泌过多，长时间外溢浸润侵蚀乳头及周围皮肤，引起糜烂或湿疹。

[5] 婴儿含乳头睡眠，乳头受湿热感染。

[6] 乳头被小儿咬破，创面受到湿热感染，创面经久不愈。

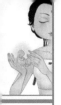

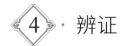

4 · 辨证

[1] 肝火旺盛

（1）乳头皲裂，乳头红，干裂，小儿吮乳时疼痛剧烈如刀割，或不吮乳时疼痛更甚。哺乳期间多有情志内伤史，面赤，易怒，口干口苦，胸胁满闷，不欲饮食，夜寐不安，多梦，便秘尿黄，舌质红，舌边有点刺，苔薄黄或黄，脉弦或弦数。

（2）乳头皲裂，乳头红微白，干裂，小儿吮乳时疼痛剧烈，不吮乳时不疼痛或疼痛不甚。素体虚弱，或分娩时失血过多，面色淡白，少气懒言，疲乏无力，心悸失眠，舌淡白，苔薄白，脉沉细。

注意此证型分为两种情况，一种是产妇素体热盛，肝火旺盛，复因七情内伤，肝郁化火或肝经热盛，与阳明湿热蕴结，不得疏泄，熏蒸肌肤而发为本病。肝经郁火、疏泄不能，经络阻塞，故而乳痛如刀割。另一种是产妇素体虚弱，加之分娩时失血过多，尤其有大出血史，耗伤气血，导致气血两虚，肝无血可藏，阴血亏而火旺，故乳头失于濡养而发为本病。

[2] 肝胃湿热

乳头及乳晕部有裂口，并有糜烂，脂水浸渍，结黄痂，痛痒交作，小儿吮乳时，疼痛加剧如刀割样。可伴有口渴喜饮，尿黄，大便秘结，舌红，苔黄，脉滑数。

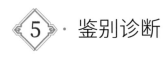

5 · 鉴别诊断

乳头湿疹虽然也有瘙痒、糜烂、水疱、渗出，但是区别在于它无痛及溃疡形成。

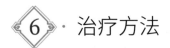

6 · 治疗方法

[1] 治疗前提

调整哺乳方式，配合乳头局部药物治疗，促进皮肤愈合。

[2] 外敷治疗

普通乳头皲裂用鱼肝油或维生素 E 涂擦乳头，可促进皲裂乳头皮肤的愈合；有炎症、发红用金霉素软膏或皲裂膏外敷。

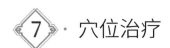

7 · 穴位治疗

[1] 肝火旺盛

（1）实证肝之燥火

点按太冲、期门、内关、天宗、极泉，并七乳穴、太冲交替放血。

（2）虚证无濡养之肝火

点按太冲、期门、内关、合谷、三阴交、血海，并少泽放血。

[2] 肝胃湿热

点按太冲、行间、曲池、丰隆、极泉，并七乳穴、内庭交替放血。

如反复发作，则用梅花针消毒后对准乳头，均匀而有节奏地应用腕力灵活叩刺，一虚一实即一轻一重交替叩刺，至乳裂部位有微微出血为度，再双太冲放血。隔 2 日一次，约 10 次。

用梅花针叩放乳头血，可直接疏泄肝经久郁之湿邪，再叩太冲穴，可达釜底抽薪之功，清除湿热反复之火。

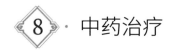

8 · 中药治疗

[1] 肝火旺盛

（1）实证肝之燥火

组成：龙胆 10g、黄芩 10g、栀子 10g、柴胡 10g、生地黄 10g、当归 10g、木通 10g、车前子 15g、泽泻 10g、夏枯草 10g、甘草 10g。

（2）虚证无濡养之肝火

组成：当归 10g、白芍 15g、熟地黄 15g、阿胶 10g、党参 15g、麦冬 10g、山药 15g、五味子 10g、川芎 10g、牡丹皮 10g、

甘草 3g。

[2] 肝胃湿热

组成：萆薢 10g、薏苡仁 15g、黄柏 10g、茯苓 10g、牡丹皮 10g、泽泻 10g、六一散 10g、夏枯草 10g、薄荷叶 3g。

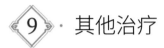 · 其他治疗

在哺乳后挤出少许乳汁涂在乳头和乳晕上，短暂暴露和干燥乳头，靠近窗户照射阳光最好，有利于乳头修复。

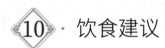 · 饮食建议

忌食辛辣刺激、荤腥油腻之品，调整哺乳方式，预防感染。

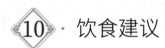 · 温馨提示

[1] 哺乳时应尽量让婴儿吸吮大部分乳晕，避免干吮乳头处。

[2] 每次一侧喂奶时间以不超过 20 分钟为宜，多交替哺乳。

[3] 喂奶完毕，轻点宝宝下巴，一定要待宝宝口腔放松后退出乳头。

[4] 用药涂搽乳头后，每次喂奶之前，需将乳头清洗干净。

［5］ 不能让婴儿含乳头睡觉，在哺乳结束后可适当给其喂点温开水。

［6］ 如果乳头疼痛剧烈或乳房肿胀，婴儿不能很好地吸吮，可暂时停止哺乳 24 小时，但应将乳汁排出。

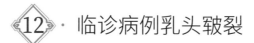

⟨12⟩·临诊病例乳头皲裂

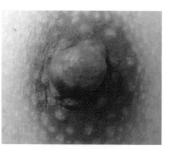

实证肝之燥火

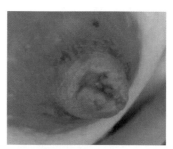

虚证无濡养之肝火

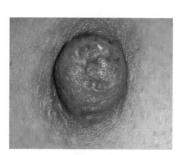

肝胃湿热
（糜烂、脂水浸渍）

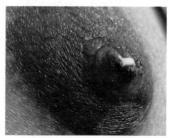

肝胃湿热（结黄黑痂）

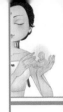

◆13◆ · 乳头皲裂鉴别诊断

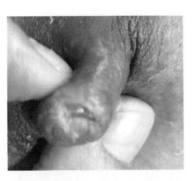

肝胃湿热型乳头皲裂

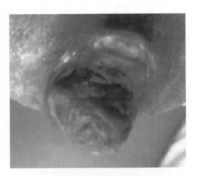

乳头湿疹皲裂

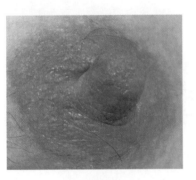

乳头真菌

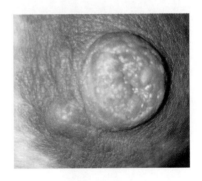

蒙氏结节

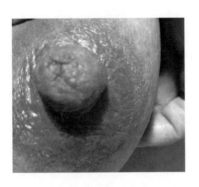

乳晕湿疹

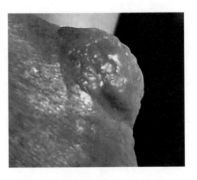

咬伤皲裂

妈妈中医催乳入门

第三篇　催乳治疗

七　乳头扁平与凹陷治疗

1 · 对乳头扁平与凹陷的认识

乳头凹陷分为真性乳头凹陷、乳头内翻、假性乳头凹陷。若乳头陷于乳晕内，且牵拉也不高出乳晕，为真性乳头凹陷；若乳头向内翻，拉出持续一段时间又缩回去，称乳头内翻；若乳头与乳房皮肤在同一平面，较正常乳头短平，称假性乳头凹陷，又为扁平乳头。

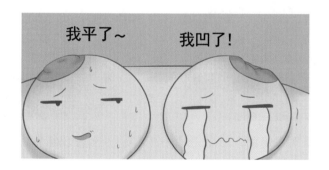

《灵枢·本脏》说："视其外应，以知其内脏，则知所病矣。"说明脏腑与体表是内外相应的，观察外部的表现，可以测知内脏的变化，从而了解内脏所发生的疾病，认识内在的病理本质，便可解释显现于外的征候。所以《丹溪心法》总结说："欲知其内，当以观乎外；诊于外者，斯以知其内。盖有诸内者形诸外。"因此，看到乳头的外在变化或不同，治疗师都要做到"见微知著"，观察细微，局部问题并不只是局部的问题，注意力不要只是集中在如何处理局部，更重要的是从外知内，以象测脏，解决根本上的内因，使其不再反复。

◇ 2 ◇ · 为什么乳头会扁平或凹陷？

乳头外形和正常乳头不同时，说明了什么内在问题呢？我们刚才讲到乳头凹陷分为真性、假性、内翻三种类型，看下方图片我们来分辨一下：

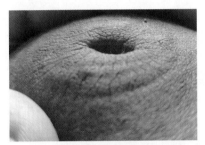
真性乳头凹陷

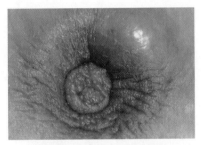
假性乳头凹陷（炎性牵拉）

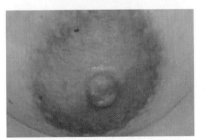
假性乳头凹陷（扁平乳头）

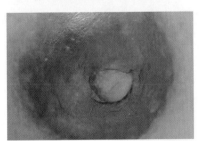
假性乳头凹陷（扁平乳头）

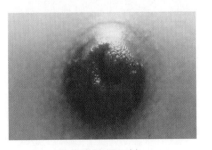
乳头内翻纠正前

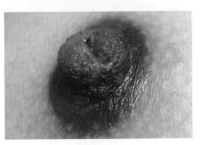
乳头内翻纠正后

73

这些乳头的外形是我们在临证时常见到的，大家都是如何处理的呢？是不是一门心思地想如何把乳头纠正到正常的样子？比如凹陷，怎么让它突出来？比如扁平，怎么让它再长点？比如乳孔不够，怎么扎可以增加出乳孔？这些都是治形不治内的思维，不属于中医辨证论治的思维，只治其标，不治其因。因此乳头的问题还在，效果也不尽人意。

女子以7岁为一周期，"一七"，即7岁时，肾气开始逐渐旺盛，换牙齿，头发生长。"二七"，也就是14岁时，"天癸"至，这个时候理论上开始能生孩子。好多人以为月经就是天癸，其实不然。月经只是"天癸至"的一种表现形式，它本身不是天癸。天癸是一种主宰生殖能力的物质，而月经是排泄掉的废血。"月事以时下"，说的就是月经按时而下，大多以每一个月为一周期。

此时"太冲脉盛"，太冲脉是十二经脉之海。冲脉出于气冲穴，伴随足少阴肾经，夹脐两旁上行，到胸中而分散，女子的第二性征就开始凸显，乳房隆起，所以女子性征跟太冲脉的盛衰有关系。太冲脉与肾气有一段相连，所以也主管人的生殖。因此"二七"这个阶段很重要。

冲任二脉为推动人体生长发育的原动力，与先天遗传有很大关系。冲任二脉起于丹田，是先天元气，由肾精所化。如先天肾精不足或者精不化气，就会出现生殖功能低下，女性会出现月经迟迟不来，或乳房不发育的情况。冲脉气结，气机失于调达，经行不畅，量少或愆期，或乳房胀痛，乳汁量少；如冲脉和任脉经气都阻滞在阴交穴上不去，就会出现一侧乳房发育不良、乳房不对称、乳头凹陷扁平。

但不是先天不足就一定会导致乳房发育的问题。先天不足后天补养，脾胃是后天之本，消化和吸收精微物质可弥补先天不足，但如果后天脾胃虚弱或失养，乳房的发育就会受到影响。比如有一些妙龄少女和青年少妇，盲目减食、服减肥药，导致脾胃受损，虚寒虚弱。

知道了这些缘由，我们就明白了治疗的法门。乳头的外形不似正常乳头的样子，其实是青春期发育不良引起的，发育过了，没有发育好的，不会因为怀孕了，产下孩子就发育了，就正常了。因此，真性乳头凹陷一般不用太纠结于乳头是不是要纠正出来，因为也纠正不出来，它就长这样子了。那么只要帮助产妇成功含接乳晕，把乳晕疏通做软，让这里成为孩子含接吸吮的部位即可。其他两种乳头凹陷扁平的情况则可以通过以下的治疗方案助其纠正，从内调达外形使宝宝达到含接吸吮的标准便可。而往往乳头有凹陷扁平者，乳腺乳管的数量也少，当然开口也就少，甚至少到只有一个出口。别急！我们在施行下方的治疗方案时，就是在为其弥补青春期的不足，不仅纠正外在的乳头，更主要的是调内在的肝肾冲任，使为数不多的腺体和管道可以多产乳汁，满足宝宝的生长需求。

③ · 治疗方案

　[1] 膻中、乳根、关元、气冲、太溪、太冲、足三里、三阴交，点按或针刺。

　[2] 每天艾灸阴交穴 30 分钟。

　[3] 熏乳头法。

　组成：葱白 7 段、白芷 6g、红花 6g、蒲公英 9g、黄芪 18g。

用法：将白芷、红花、蒲公英、黄芪四味中药煎煮成药汁一碗，再下葱白 7 段，葱白发软可挂于筷子上时即可关火。将药汁放于空气雾化器中，再让产妇坐于其前上方，熏乳头至水温下降后停止，一天一次。

［4］手法治疗。

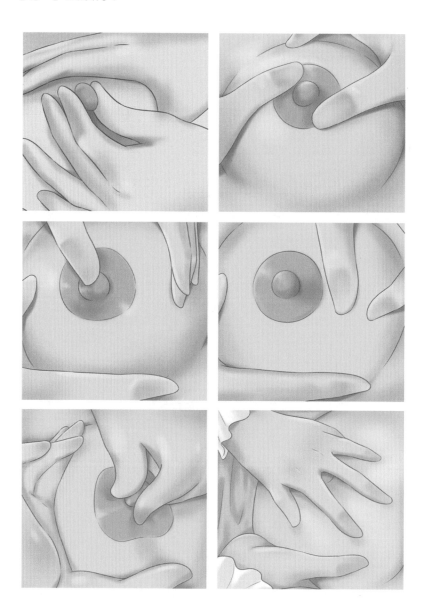

①从乳房两侧向乳头中心用力挤出一些乳汁，用双拇指或双食指平行轻压于乳头根部两侧，以乳头为十字中心，双拇指由根部向外短距离滑行拉开，促使乳头浮出继而轻轻捻转乳头，并用拇指指腹以乳中穴为中心，一点一点向外一圈一圈晕开画圆圈，再快速扫闪刺激乳头使乳头向外凸出。

②用拇指、食指、中指轻轻捏拿牵拉乳头2分钟，如婴儿吮吸状。

③最后五指从远端向乳头方向梳刮乳房5分钟。

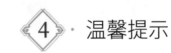

④ · 温馨提示

[1] 纠正哺乳姿势，尽量让婴儿吸吮大部分乳晕，避免干吮乳头处。

[2] 每日用羊毛笔轻扫乳头30～80下。

[3] 不吃生冷、寒凉之品，尤其是大寒清热之物。

[4] 情绪平稳，注意休息。

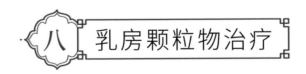

八 乳房颗粒物治疗

中医与西医知识的结合，让我对乳房颗粒物的中医治疗有了不一样的理解和操作。催乳治疗中最难处理的便是乳头乳晕的疼痛和堵塞。俗话说，知己知彼才能百战百胜。用西医的细胞学知识来解

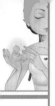
析乳房颗粒物的病因病机，更能助我们清楚地了解这个部位的结构，进而找到最佳的治疗方法。

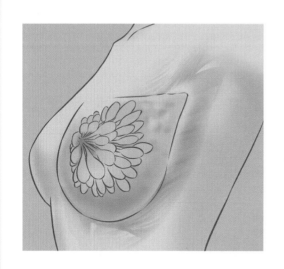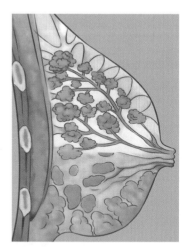

　　前面的章节里我们学习过乳房简单的解剖结构，那么乳房乳头的堵塞和我们经常排出来的颗粒物、黏冻状物有何联系呢？输乳管在乳头处较狭窄，后膨大为壶腹，我们称为输乳管窦，它的功能是暂时储存乳汁，这里的管道不仅较膨大，还有奶泵的功能。所谓奶泵，就是和水泵一样的功能，可以抽吸后面乳腺生产出来的乳汁，所以它的弹性也是最好的。有养过鱼的朋友都用过排水球阀，捏一下球，就可以形成吸力，把水从鱼缸里排出。因此输乳窦的弹性和内壁的洁净直接影响了乳汁的通畅度和奶量。输乳窦大，弹性好，内壁干净，则前奶多，反之则乳少且易堵。

　　那么问题来了，颗粒物到底是什么呢？青春期乳房开始发育，衣物纤维入侵乳头进入乳房，在哺乳期产生乳汁，也就是水液，和衣物纤维物混合后就成了各种颜色的颗粒物。这样的颗粒物在乳房里，通过中药熏洗抖法可以排出。但是有些颗粒物却不好处理，还会从乳头挤出质地弹韧的颗粒或黏冻状胶质物，这样的颗粒物易复发易反复堵塞导致发热。为什么呢？大家不仅想知道原因，更迫切想明了的

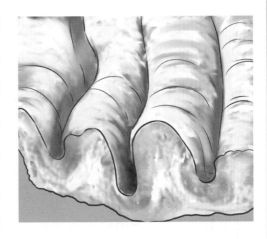

是有无更见效的治疗方法。这样的易复发、易堵塞，还不易疏通的特点，和输乳管开口处为复层鳞状上皮细胞的组织特点有密切的关系，其狭窄处为移形上皮。

　　这是西医的知识，但是对我们了解病因机理有很大的帮助。乳头开口处为复层鳞状上皮细胞，它和阴道内壁是一样的细胞。它可以舒展开来，阴道的复层鳞状上皮细胞完全展开可让婴儿通过阴道娩出，而乳头处也有舒展作用，皱褶里都是乳管开口，这些皱褶具有保护、吸收、分泌、排泄的功能，可以防止外物损伤和病菌侵入。我们的皮肤也是复层鳞状上皮细胞，皮肤很耐磨，且会脱皮更替，乳头处的复层鳞状上皮的特点也就满足了宝宝每日那么多次的吸吮和磨损。但是多皱褶特点使脱落的细胞、分泌物都藏在乳头里，只要破损没有及时修复就会引起乳头炎或细菌逆向导致急性乳腺炎。炎症的刺激会使内壁增厚和水肿，这就是乳头水肿、发硬的原因，外出口堵塞带来的后果是乳腺产奶后无法排泄出来，引发急性乳腺炎。那么治疗乳头的问题显得格外重要了，它就是乳房开闸泄洪的关键。

大家想一下，如果是乳头的问题导致的积乳和急性乳腺炎，一直单纯地用手法机械性按摩是否可以将积乳从乳房排出？这就像房间里人太多了，你叫所有的人赶紧出去，但门无法打开，这时还能达到人群疏散出去的目的吗？答案很确定：不能！因此清理污垢是首要的，用拇指和食指对捏，同时用力由轻逐重对乳头捻转，待到乳头管壁内污垢松解后，再利用乳汁冲洗出来，并一边用温毛巾旋转清洗带出乳头污垢或坏死细胞，再疏通乳房。

我们前面讲过乳头开口到输乳窦的这一段狭窄处为移形上皮，也是婴儿含接的部位，其细胞形态和层次可随所在器官的收缩或舒张而变化，故而称为移形上皮。如输尿管、膀胱也是这种会收缩或舒张的移形上皮。乳头痉挛痛，就是输乳窦的这一段狭窄处不能随着婴儿吸吮节奏而收缩和舒张产生的乳头痛。问题来了，大家想一下，是什么影响了它的收缩和舒张？为何有的产妇哺乳后除了乳头痛外，常伴有牵拉痉挛痛？为了帮大家找到答案，我们来学习一下移形上皮的另一个特点。

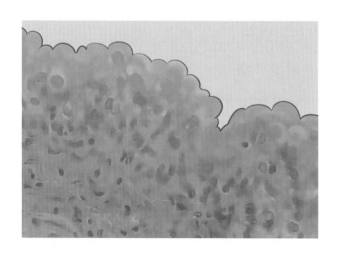

移形上皮在出现炎症时可成片脱落，但其形态随脱落部位而稍有区别。正常人可有少量脱落的上皮细胞，如上皮细胞明显增多，提示该细胞脱落部位有炎症。

成片脱落？这就是乳房排出的黏冻状胶质物的主要来源，当然还有乳腺、输乳管道内壁的分泌物与乳汁一起交集到乳头狭窄处，再和成片脱落下来的移形上皮混合而成。有的可以通过手法及时排出，有的则难度大，且由于此处狭窄，较易堵塞，反复出现就是常有的事了。这些黏冻状胶质物以及炎症对内壁的刺激，使得乳头管道不能随着婴儿吸吮节奏而收缩和舒张，从而产生乳头痛。牵拉痉挛痛大多是生产时分娩的巨痛，影响了产妇正常的有节律的呼吸，气机紊乱，尤其是顺产的产妇，突然长时间的手臂胸部肌内用力，胸部乳房以下的几个肌群都出现了痉挛收缩，如胸小肌、胸大肌等都会因为手臂用力而发生痉挛收缩，张力变大，发硬、发紧，就形成了牵拉和痉挛感。血管和淋巴走行在肌肉之间，肌肉发硬、发紧就会导致气血不通，淋巴回流不佳，不通则痛，那么乳头的痛感由此而发。宝宝吸吮就是引发这一痉挛痛的诱因，此处的张力大，一吸吮，就牵拉到发紧的肌肉筋膜，从而出现了乳头的牵拉痉挛痛；慢慢发紧的筋膜和乳头处的移形上皮放松下来，痉挛消失，又恢复正常状态。

因此，处理的重点在于调节气机，缓解肌肉紧张。相信大家已经能想到极泉五个方向的治疗重点在哪里了，已经能想到情志催乳法的要点在哪里了，已经能想到拿捏胸大肌的目的和操作的靶向目标是什么了。对于颗粒物、黏冻状胶质物、乳头的牵拉痉挛痛就有了新的认识，那么治疗就会更有目的性，更有针对性。

碰到乳头乳晕堵塞严重，可以排出颗粒物、黏冻状胶质物时，治疗重点是乳头和输乳窦。我们都知道治疗想要不复发，一击就中，要先治因。刚才讲过，移形上皮在什么情况下会成片脱落下来？对，在炎症时。那么先治疗乳头，尤其是含接处的炎症是重点，肩峰穴是治疗乳头炎的要穴，再配合太冲、内庭穴，同时有乳房的堵塞就根据辨证加入乳腺炎的穴位组合，比如七乳穴等。当然，除了穴位消炎，还有什么方法呢？那就是外用中药，具有消炎、清热解肿毒的中药，如金银花、连翘、蒲公英等，还可用成药，如乳痛散、皲裂膏等。

病因治疗后，我们要解决的是堵塞问题，乳头皱褶处的污垢清理后，乳房的肿块就可以疏通得很轻松。主要来讲一下乳晕处的堵塞，也就是输乳窦的堵塞。由于这里的组织形态有一处较狭窄，手法往外排出堵塞的乳汁会比较难，这时使用倒推法是最适宜的，即不能顺着方向推出来，我们可以反其道而行，以退为进，便可旗开得胜。下面说说详细的操作方法：三天以内的，堵塞在输乳窦之前的，一般用 3 号鱼线通乳头，线头要韧性极好，又圆润不刺伤乳头内壁为佳，并注意预留一定长度缠在手上，以免滑入乳房内；如超过三天，肿块较硬，则用纯银圆头针来疏通乳头至输乳窦，针头触到狭窄处，左右轻轻小幅度摇动，或配合轻颤，挤少许乳汁再倒推入窦内，这时用手法按摩乳晕后，再敷乳痛散，最后利用乳房内的乳汁排出堵塞物即可。

九　乳头白黄点、白泡、血泡治疗

① 对乳头白黄点、白泡、血泡的认识

春天来了，我们知道四季养生中春天应养哪一个脏？对，是肝脏。春季万物生发，复苏的不只是植物，也有其他生物，包括了大自然的病菌。我们的乳房属胃，就像一口锅，专司产乳之职，乳头属肝，掌管开合。乳头就像一根吸管，只是里面由很多小吸管组成，而管道的通畅度，管壁的厚度及光滑度，乳汁质的浓稠度都会影响乳头。那么什么因素会改变这些呢？

首先，错误的哺乳姿势导致宝宝含接位置不在输乳窦上，乳汁没有全部吮吸出来，就容易造成堵塞，进而产生淤积，乳汁积久了就会变质，刺激管道，乳头炎就发生了，表现出来的就是乳头红、皲裂、痛，可以伴有乳房肿块。再就是肝经气机阻滞郁于乳房内，触摸乳房感回弹力大，乳头多没有红肿，但是痒或刺痛厉害。由于气机阻滞不动，乳汁也就不动，时间长了，郁而化火产生乳头白点，即白泡，治疗当以疏肝理气为主，如太冲、期门、内关，加以食疗。然后是胃火炽盛，胃火大多是产妇自己的饮食过热过补引起的，白点多会带点黄。也可以是宝宝口腔热毒蕴结，从乳头进入而产生白点，多有含乳头的习惯。

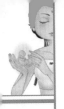

 怎么辨别乳头白黄点、白泡、血泡？

先问孩子哺乳的情况，是否抗拒哺乳，哺乳姿势及含接位置是否正确。望乳头的情况，一般早期没有红肿，乳头以皲裂为主，没有处理得当就会发展到红、肿、痛，甚至溃烂。触诊乳房，可以有堵塞的肿块。有的乳晕处输乳窦也会堵塞。

肝经气机阻滞，乳头早期以痒为主，有的不敏感，发展后以刺痛为主。乳头多数没有外在改变，除非长时间没有处理，导致乳汁也淤积，且郁而化热，就会出现乳头红痛，起白点，白点周围泛白，肝火严重，会有溃烂。多数有情绪不佳，作息时间乱，每天超过十一点入睡或宝宝吵闹睡眠质量不佳的情况。产妇常有喜叹息，易激动易发怒，食欲不佳，胸闷，胁肋刺痛等表现。

胃火炽盛导致的乳头问题往往发生在月子里，刚生产完就大补热补是主要原因。口腔有异味，大便秘结，乳头的白点多和乳头一体，且有些许黄。宝宝口腔热毒蕴结所致乳头问题则有含乳头或吸吮时间长的习惯，宝宝大多有眼部分泌物多、发黄，大便秘结等热象。

血泡则是输乳窦后面的堵塞发生后，宝宝吸吮时乳汁出不来，乳头处于无乳汁的干抽吸状态，这时如果吸奶器吸力过大或宝宝吸力大就会伤及乳头内壁形成血泡，堵塞外出口，加重了后面的堵塞，进而反复出现乳头血泡。

· 治疗方案

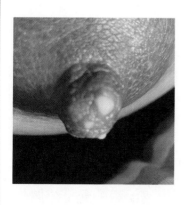

[1] 乳头白泡的治疗，我常用丝瓜络 20～30g，烧成灰，把灰和香油调成糊后敷在乳头上。哺乳后开始敷，下次哺乳前用热水洗一下乳头即可。注意：故意增加患侧哺乳次数，白泡会成熟并变大，宝宝再多吸吮就会破出并通畅。

[2] 乳头白点可以用红霉素软膏涂在整个乳头上，白点的地方应多涂，三分钟后用一根医用棉签，一手挤着乳头，尽量把白点往外挤，一手拿棉签擦，水平向上擦，且一直朝一个方向，有向上带一下的感觉，坚持擦，药膏干了再抹些，几分钟后可将小颗

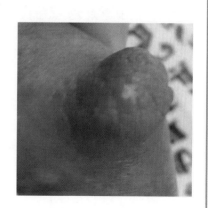

粒擦出来。结束后应挤出这条管道乳汁，涂上薄薄的一层红霉素软膏，宝宝要吃奶时，再洗干净。

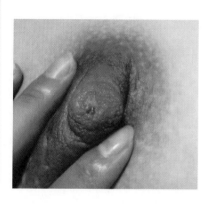

[3] 血泡大多发生在乳头堵塞后，因此挑破血泡的同时应配合治疗白黄点，用上述相应的穴位治疗前因，才能不反复。且血泡需正中挑破，再马上让宝宝吸吮即可。

85

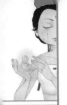

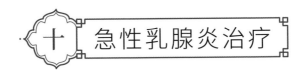

十　急性乳腺炎治疗

① · 概述

急性乳腺炎多发生于产后 3～4 周，由于哺乳期的乳汁淤积或乳头被婴儿吮破，致使病菌侵入乳管，引起乳腺组织的急性化脓性感染。如果炎症得不到及时治疗，易形成乳房脓肿。初期乳房局部红肿热痛，按之有硬块，日久化脓溃烂，同时伴有发热、恶寒、头痛等全身症状。急性乳腺炎是西医的病名，而中医称这类病证为乳痈，乳痈之严重者，名为"乳发"。"产前乳痈"也会发生，但较为少见。

② · 临床表现

[1] 局部红、肿、热、痛，触及痛性硬块，脓肿形成后可有波动感。

[2] 脓肿常位于乳晕下、乳管内、乳腺内或乳腺后，深部脓肿波动不显著。

[3] 可有寒战、高热、倦怠及食欲不佳等症状。血常规示白细胞增多。大多数有乳头损伤、皲裂或积乳病史。

[4] 同侧腋窝淋巴结肿大，压痛。

[5] 超声波检查有液性暗区，或穿刺可抽出脓液。

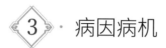

③ · 病因病机

多由忧思恼怒，肝气失于疏泄，或进食厚味，胃腑积热，致使阳明经络阻滞，营气不和而成；或怀孕后血热内蕴，营气壅滞而结肿成痈。亦有因乳头不洁，皮肤破裂，外邪火毒侵入乳房，火毒与积乳互凝而发为乳痈者。

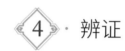

④ · 辨证

[1] 风热外袭：乳房皮色发红，肿胀疼痛，发热，恶寒，口渴，头痛，舌红，苔黄腻，脉弦数有力。

[2] 湿热火毒：乳房局部皮肤焮红漫肿，毛孔深陷，剧烈疼痛，壮热口渴心烦，骨节酸楚，不思饮食，溲赤便秘，舌红，苔黄腻，脉弦数有力。

[3] 肝气郁滞：乳房肿胀，结块，乳汁排出不畅，胀痛拒按，皮色不红或微红，伴胸胁胀满，不思饮食，舌淡，苔白，脉弦。

[4] 肝郁胃热：乳房先肿硬，后疼痛，皮色焮红，烦躁呕恶，壮热口渴，便秘，舌红，苔黄，脉数有力。

[5] 热毒酿脓：乳房肿块增大，疼痛加剧，皮肤焮红，持续性跳痛，或肿块中央渐软，按之应指，壮热不退，烦躁不安，口渴咽

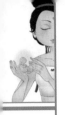

干，舌红，苔黄腻。

[6] 气血亏虚：脓肿溃后，收口迟缓，脓汁清稀，面色苍白，纳差乏力，神疲体倦，舌淡，脉沉细。

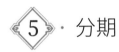

5 · 分期

急性乳腺炎是乳腺的急性化脓性感染，西医来说，主要是金黄色葡萄球菌引起的乳腺管内和周围结缔组织炎症。中医来说，就是毒热蕴结乳房所形成，与肝、胃、心、肺热有关。

初起患侧乳房往往有积乳史，乳房结块，肿胀疼痛，排乳不畅，胀满感，未及时正确处理进而出现疼痛，哺乳时尤甚，乳汁分泌不畅，乳房结块，可伴有食欲欠佳，胸闷烦躁等，此时痈脓尚未形成。继续发展可出现局部乳房变硬，肿块逐渐增大，焮红疼痛，时时跳痛，可伴有明显的全身症状，如高烧、寒战、全身无力、大便干燥等，此为酿脓的征象。若发热超过 10 日不退，乳房搏动性疼痛，肿块中央软陷，局部皮肤红肿、透亮，触之浮动者，势已成脓，可见乳头有脓液排出，有的病情发展迅速也可在 4～5 日内形成脓肿。

[1] 积乳期

症状：一般在乳汁淤积 1～3 天，刚开始患者乳房胀满，疼痛，哺乳时更甚。乳房肿块不一定有，但乳汁分泌不畅，皮肤微红或不红，伴有全身不适，食欲欠佳，胸闷烦躁等。

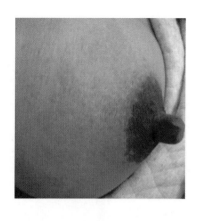
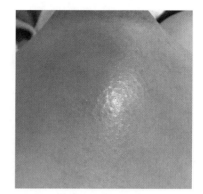

[2] 酿脓前期

症状：乳汁淤积 4～5 天后，乳房变硬，局部皮肤红晕加深，肿块逐渐增大，此时可伴发热、轻微寒战、全身无力、大便干燥、脉搏加快、乳房轻微跳痛或刺痛感，疼痛加重。同侧淋巴结肿大、白细胞可增高，B 超单内可以出现血流信号。

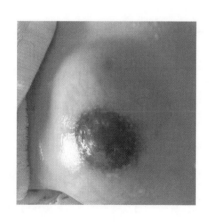
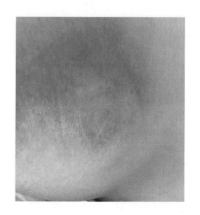

[3] 酿脓中期

症状：乳汁淤积未得到及时处理或因错误的治疗已达 6～10 天，乳房变硬更甚，且局部皮肤由红晕变暗红，肿块继续增大或波及全乳房，乳头可有脓液排出。此时可伴高热、寒热交错、全身无力、大便燥结、脉搏加快、乳房明显跳痛且疼痛剧烈。同侧淋巴结肿大、白细胞增高明显，B超单内出现丰富血流信号。

　　此时火毒炽盛，也是邪正相争最激烈的时候，症状最明显、最棘手、最容易反复的时期。

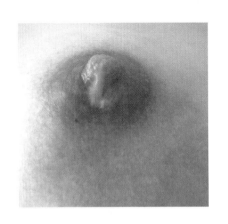 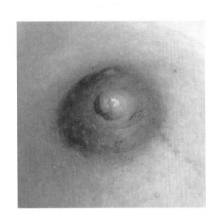

[4] 酿脓后期

症状：从中期发展过来，如疼痛反而减轻，其他症状加重，局部肿块颜色加深并透亮，肿块中央变软，按之有波动感就直接进入到酿脓后期了。在临证中发现此期的时间没有固定的范围，由于体质不同，免疫力不同，有的脓肿始终不破溃，有的却快速破溃出来。时间对于此期就只是一个辅助依据，主要还视肿块症状情况而定。若为乳房深部脓肿，可出现全乳房肿胀、疼痛，高热，但局部皮肤红肿及波动不明显，有时一个乳房内可同时或先后存在数个脓腔。

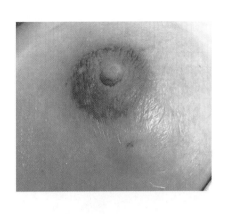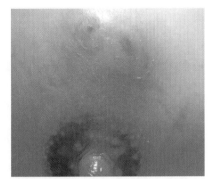

[5] 溃脓期

症状：在肿块形成后 11～20 天，甚至更长的时间里，浅表的脓肿常可穿破皮肤，形成溃烂或乳汁从创口处溢出，待脓排净后，热毒消除，则口自收。较深部的脓肿，可穿向乳房和胸大肌间的脂肪，形成乳房后位脓肿，严重者可发生脓毒血症。

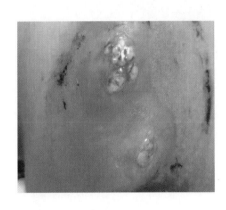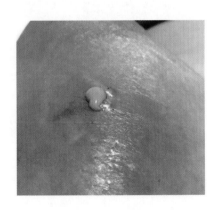

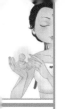

6 · 乳痈演变过程图

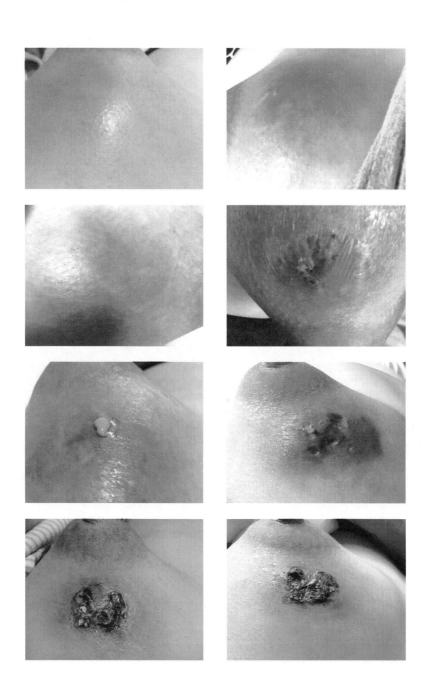

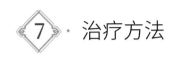

7 · 治疗方法

取阳明经、厥阴经穴位为主。

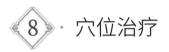

8 · 穴位治疗

点按或针灸足三里、梁丘、期门、内关、肩井、极泉,手法都用泻法。

乳痈为胃热、肝郁、火毒所致,故取胃经合穴足三里、郄穴梁丘,以泄血热,清阳明之结热。期门、内关同属厥阴,能疏肝解郁、宽胸利气。肩井为治疗乳痈的经验穴,该穴为手足少阳、足阳明经和阳维脉的交会穴,对乳房肿块具有消肿、散结的功效。

风热外袭加手三里;湿热火毒加丰隆;肝气郁滞加太冲;肝郁胃热加章门、曲池;热毒酿脓加足临泣;气血亏虚加合谷、三阴交。

9 · 中药秘方

组成:橘核 30 粒,王不留行 6g,丝瓜络 9g,青皮 6g,橘叶5 片。

此为我多年来自己研发的方剂,药食同源的组方,使得产妇较易接受,且对硬块和肝气小结较为有效。将橘核压裂,煮浓汤一

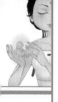

碗，一日两次。肿块有痛加白芷 10g，发热加蒲公英 18g，寒热往来加柴胡 12g。

⑩· 放血疗法

发热者，用大椎放血；肿块发红者，用耳尖放血；有积乳、肿块或预防病情继续发展者加七乳穴放血。

⑪· 灸法

灸法适用于乳痈初起，尚未成脓时，或者热毒炎症已过，但已形成包裹的无痛性包块。

用葱白或大蒜捣烂，敷患处，用艾条熏灸 10 ～ 20 分钟，每天 1 ～ 2 次。

⑫· 拔罐法

此法适用于痈脓形成阶段。

可选用适当大小的玻璃火罐或气罐在溃破处吸拔脓液。

⑬· 注意事项

[1] 饮食清淡，忌辛辣刺激的食物，尤其是大热大补食品不

能吃。

[2] 哺乳前后须清洗乳头，保持爽洁。

[3] 初起可做热敷和配合手法推拿。

[4] 情绪稳定，休息足，多饮温水，使阴阳平衡，促进代谢。

[6] 乳汁巨量或泌乳反射超高者，手法排乳时只排肿块位置，不可排太空太彻底。如若已化脓或已包裹者，手法不做或是少做。

[6] 涌泉需要最后点按，再让宝宝直接吮吸，可促进肿块消散。

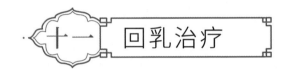

十一 回乳治疗

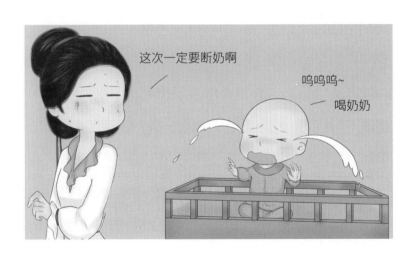

这次一定要断奶啊

呜呜呜~

喝奶奶

① · 对回乳的认识

回乳本是哺乳动物最自然的生理过程，是人体本身具有的能力，无需再开发或授予的能力。但是现今女子回乳越发困难，越发麻烦了，这是为什么呢？大约是因为现在的生活水平太好了，鱼肉无忧，热补太过，气血旺盛，转化乳汁的速度快且量又多，到了回乳的时候就该受罪了。仅是这个因素就能导致回乳难吗？不是的，还有一个重要的原因，就是生活节奏快、压力大、七情六欲伤、大环境节气等变化影响着人体的阴阳平衡，经络气血。这些因素的存在和作用，使得回乳也变成催乳治疗的重点了，回乳产生的积乳、肿块、乳痛等都需要干预治疗才能顺利断乳。

女子因哺乳时间满 10 个月至 1 年需要正常断奶，常可使用自然回乳法；而因各种疾病或特殊原因在哺乳时间尚不足 10 个月需断奶者，则多采用药物回乳。正常断奶时，如果女子因气血旺盛奶多或七情六欲伤奶堵胀，自然回乳效果不好时，就需要使用中医穴位、中药配合回乳。

有些回乳的宝妈选择在家中自行回乳，将宝宝和母亲分离开，强行断乳，或乳头上涂辛辣之物使宝宝厌恶乳头，以达到断乳的目的。而这些都是不可行的，强行断乳、母婴分离对于宝宝今后的心智、性格发展不利，且容易出现积乳甚至变成急性乳腺炎，造成严重后果。

回乳前一定要逐渐减少喂奶次数，慢慢缩短喂奶时间，不可以突然停止哺乳。哺乳是一个很神奇又很微妙的、充满爱的接触时期，宝妈在选择断乳时间后，就意味着和这个宝宝最亲密的、微妙的、爱的互动机会就接近尾声了，这个时候应该格外珍惜，慢慢离乳，给自己和宝宝一段离乳的过渡期，使乳房更健康，宝宝心身发展更健全。

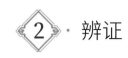

② · 辨证

[1] 气血平和产妇回乳

（1）穴位

头临泣、合谷、内关、阳陵泉、悬钟、光明、足临泣。

（2）方药

炒麦芽 120 ～ 250g，1 天 3 次，早、中、晚服用。

[2] 气血瘀滞产妇回乳

（1）病例

患者女，23 岁，平素体质佳，产后乳汁足，哺乳期内患过急性乳腺炎两次，现宝宝 1 周岁，欲行断乳来诊。来诊时神清，姿体正常，面色润泽，唇色稍暗，情绪郁结，易急，睡眠多梦。检查双侧乳房如气在内，触之有少许肝气小结，乳汁质浓白，微腥，舌苔两边暗紫，舌尖微红，舌下脉青紫，脉涩。

（2）穴位

头临泣、合谷、内关、阳陵泉、悬钟、光明、太冲、足临泣。如情绪不佳，气机紊乱者加下白、中白；如还是难回乳，加东乳穴或太冲放血。

（3）方药

焦麦芽 60g、瓜蒌 30g 水煎服，送服逍遥丸。

服用方法：中药用三碗水煎成一碗汤药。送服逍遥丸，饭后半

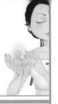

个小时服用。先服三剂，乳汁退回，再服三剂巩固，一天两次。

[3] 气血两虚产妇回乳

（1）病例

患者女，35 岁，平素贫血体质，产后乳汁量一般，哺乳期乳房较软，刚足够哺乳需求，现宝宝 10 个月，欲行断乳来诊。来诊时神倦，少气懒言，姿体收，面色黄白，眼睑较白，回血慢，唇色正常。检查双侧乳房软扁，挤出乳汁质清稀，色白，无味，舌苔淡而无华，脉细弱。

（2）穴位

头临泣、合谷、内关、阳陵泉、足三里、悬钟、光明、足临泣。

（3）方药

焦麦芽 60g 研粉，四物汤煎汤药。

服用方法：四物汤用三碗水煎成一碗汤药。取焦麦芽 9g，服用时必须用四物汤送服，饭后半个小时服用。先服三剂，乳汁退回，再服三剂巩固，一天两次。

[4] 气血旺盛产妇与紧急回乳

（1）病例

患者女，28 岁，平素体质佳，产后乳汁旺盛，哺乳期左侧乳房多次积乳，并反复急性乳腺炎，哺乳 1 周 5 个月，欲断乳。来诊时精神足，形体外展，声音洪大，面色红赤，脸颊多处痤疮发红，唇红。检查乳房饱满，有弹性，左侧乳房多处积乳未完全消除，乳汁热，色黄白，稍腥味，舌苔红燥，脉洪数。

（2）方药

头临泣、合谷、内关、阳陵泉、悬钟、光明、足临泣。如气血旺，乳汁壅盛，难以回乳者加东乳穴放血，胃热过盛加内庭放血。

（3）穴位

当归尾 9g，赤芍 9g，红花 9g，牛膝 12g，麦芽 60g，蒲公英 30g，瓜蒌 30g，葛根 12g。

临床加减：如无胃热炽盛的表现，只是纯粹气血旺盛，乳汁多需要回乳者独用当归尾 9g、赤芍 9g、红花 9g、牛膝 12g、麦芽 60g。临床中遇到紧急回乳，也会直接先用此方三剂，如顺利回乳则再服三剂巩固；如用此方紧急回乳后，未达到理想的回乳效果，则根据患者的症状辨别是气血瘀滞型，还是气血两虚型，更改后期的回乳治疗方案，达到完全回乳的效果。

服用方法：三碗水煎成一碗汤药，饭后半个小时服用。先服三剂，乳汁退回，再服三剂巩固，一天两次。

[5] 经久点滴不断产妇回乳

此种患者乳汁终日点滴不断，自然流出，完全无哺乳、触碰乳头，超过一个月以上仍无法彻底回乳。多由于产后正气大伤或催乳治疗不当致气虚不能摄纳收回乳汁导致，回乳不可用前四个方法，而是用补益的方法。

（1）元气虚损者

穴位：合谷、足三里、复溜、东乳、光明、足临泣。

方药：十全大补丸或补中益气丸。

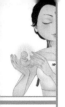

（2）脾胃虚弱者

穴位：足三里、阴陵泉、脾俞、胃俞、东乳、光明、足临泣。

方药：香砂六君子汤去木香，加扁豆、山药、菟丝子。或用牛肉回乳。

或用炒麦芽 150g、神曲 50g、牛肉半斤，煮肉喝汤。

上述回乳的治疗方法有通有消，有补有摄，需要辨证清楚后方可使用，不可混淆或不辨证直接使用。

（3）通用外用方

以芒硝 120～200g，纱布袋包好，用文胸固定于两乳房上，芒硝潮解、发硬后即可更换。

（4）回乳手法

第一步：用拇指或掌根自乳晕到乳房单方向近心推按乳房，和催乳手法相反，手法需渗透，碰及管道稍加用力，不可蛮力刮擦乳房皮肤，反复 81 遍。

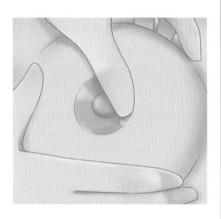

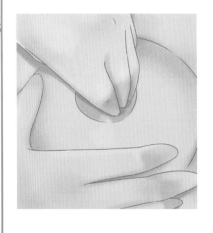

第二步：用拇指、食指、中指三指合捏乳晕处稍加压力，触及输乳窦后有节律地向中间拢聚，向下近心压揉，反复 81 遍。注意操作时稍加一点儿冲击力，犹如弹簧回弹般的力量，柔和却有韧性。

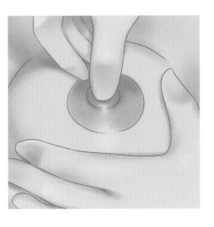

第三步：医者拇指指腹先压平乳中穴，再有节律地按压乳头，渗透入穴位中，犹如压小弹簧一般，在乳头上方覆盖一层无菌纱布可避免损伤乳头，防止交叉感染，手法也更自如。

第四步：用食指、中指、无名指并拢，将指腹压于乳头之上，快速轻颤稍加压力渗透入乳中穴2分钟。

第五步：结束时近心梳理81下乳房即可。

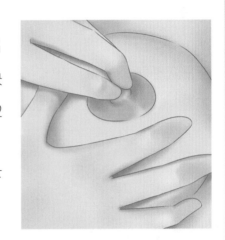

<h2>③ · 回乳验方</h2>

［1］炒麦芽50g、生大黄10g、怀牛膝10g，每日1剂煎服。适合气血旺、热盛乳汁多的回乳者。

［2］花椒6g，400mL水浸后煎汁至200mL，加红糖适量，每日1剂，服1～3天，适合气滞血瘀型回乳者。

［3］淡豆豉30g、枇杷叶30g、青皮6g、蝉蜕10g、芡实6g、

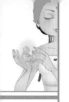

怀牛膝 10g，每日 1 剂煎服，连用 3 剂，适合大部分的回乳者。

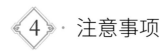

◆4 · 注意事项

[1] 回乳期间忌食辛辣油腻之品，需清淡些，尽量减少汤汁类的饮食，禁食一切高蛋白催乳的食物，如花生、猪蹄、鲫鱼等。

[2] 回乳时如出现乳房胀满，不可马上用吸奶器排乳汁，可用温热毛巾外敷，隔着毛巾用掌根压平乳头后轻轻向心推揉即可。如有胀痛感或硬块，应在催乳师的指导下适当排三分之一的乳汁，不可多排，只排硬块的地方。

[3] 乳汁较少的宝妈，在逐渐减少哺乳次数后，泌乳反射会快速下降，乳汁分泌自然渐渐减少而停止。

[4] 回乳时不可一边回乳，一边哺乳。宝宝吸吮刺激乳头，泌乳反射会一直存在，且吸空乳汁也会进一步促进泌乳反射增强，回乳就会失败。

[5] 回乳时，需保持心情舒畅，注意休息，不可生气暴怒，以免气机郁结于乳房内引起堵塞，发生急性乳腺炎。

[6] 乳汁巨量，回乳困难的宝妈，可以适当配合西药回乳。可口服乙烯雌酚、维生素 B_6。乙烯雌酚按说明服用，维生素 B_6 片，200mg/ 次，每日 3 次，连服 5 日。

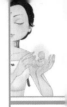

十二 残乳与分泌物的区别及治疗

在这里，我决定把残奶和乳头溢液做一个详细的区分。因为部分培训机构出于商业目的，夸大了残乳的治疗范围，使大家盲目用残乳手法处理着乳头溢液的病证，疗效不一，结果治错了，却不知所以然。

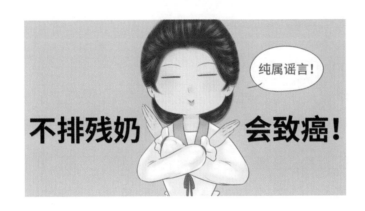

残乳到底要不要排？什么时候排合适？这要从乳汁的生成说起，我们先从西医的角度剖析一下乳汁是怎么生产出来的。

泌乳的指令是由脑垂体分泌的一种叫垂体泌乳素发出的，它可促进乳汁的分泌。当婴儿吸吮刺激，泌乳反射的开关按扭就启动了，紧接着乳房周而复始地被排空，可使脑垂体泌乳素分泌增多，且有研究发现夜间泌乳素的分泌更多，因此夜间哺乳可刺激更多泌乳素产生。也就是说宝宝吃得越多，乳房排得越空，大脑就会接收到乳汁不够，需要生产更多乳汁的信号。

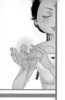

　　乳汁的生成由人体的血液转化而来，乳腺腺泡上皮细胞利用流经乳房的血液，提取婴儿必需的营养成分，生成乳汁后分泌到腺泡内，再从输乳管集中至乳晕后暂存小部分乳汁在输乳窦，最后从乳头排出。

　　再从中医的角度看，乳汁是由气血生化而来，气血由脾胃水谷精微物质转化而来，肝胆一起协同负责调度气血到乳房，并依赖肾精形成周而复始的动力，乳汁才能源源不断地从乳头而出。中医讲的"肾主脑"和西医的脑垂体泌乳素，其实是有同工之妙的，泌乳反射都由大脑主宰，实现哺乳的需求。中医在回乳治疗中以肝胆经为主，是为了让气血的调度发生改变，气血从上行乳房变成下行子宫，变成月经而出。

　　由此可知，在断奶时我们需要做的是减少泌乳素的分泌。如何降低泌乳反射，中断泌乳反射呢？前面我们了解到刺激乳头和排空乳房都会使泌乳反身增强，且不断泌乳，那么回乳时我们要做的就是不刺激乳头，减少乳房的排空，让脑垂体泌乳素的分泌逐渐减少，血液经过乳腺腺泡上皮细胞后也就不会转化成乳汁。没有排空的、已涨在乳房里的乳汁，也会反过来给大脑一个不需要乳汁的信号，人体自然会回收乳汁，保护乳房不堵塞，不发生急性乳腺炎。这也是为什么积乳、大涨奶、"石头奶"、急性乳腺炎过后都会出现乳汁减少的原因，只因乳头还在刺激中，乳汁还在吸吮排空中，那么泌乳反射就还会存在，随着身体的恢复，泌乳系统也会恢复，乳汁也就自然恢复了。但是体质本来就不好的宝妈，泌乳反射太弱甚至消失的话就较难恢复乳汁了，这时需要催乳治疗才能恢复母乳喂养。

回乳后 1 年内通过挤压发现乳头有乳汁样分泌物是常见的。因为腺泡上皮对激素刺激反应性有着个体差异，彻底断奶时间也是有明显差异的。在中医看来，这其实就是阴阳平衡的问题，阴不足阳不生，阳虚弱阴不长，气不化，乳汁无回收之力。遗留在乳房内未吸收的乳汁无处可去，一般就只有一个出口，那就是乳头，这就形成了我们常说的"残乳"。

残乳是指回乳后 14 ～ 60 天内残存在乳房内的乳汁。一般在回乳后第 14 天会进行第一次的排残乳，检查女子乳房内是否还有残存乳汁，如有，则可以为其进行排清，以免产生乳腺疾病。但是，我们知道排完后，乳汁有可能会再分泌，因为残存有乳汁的宝妈可能泌乳反射还在，只是很弱。因此，不能短时间内频繁排残乳，导致泌乳增加的话，得不偿失。这就是为什么有的人残乳越排越多的原因所在，不可过度治疗，约 1 个月后再进行一次检查即可。如 1 个月后检查时还有乳汁，则开始介入回乳治疗中的"经久点滴不断产妇回乳"的方案，这时我们把它当成是一种疾病在进行调理，不仅是在回收乳汁了。

那"乳头溢液"又是什么呢？在人体中，所有腺体都由腺细胞组成，而腺细胞都有分泌液体的功能，比如泪腺、舌下腺、前庭大腺。这些大家都可以感受得到，泪腺分泌泪液滋润眼睛，哭的时候分泌过多；舌下腺分泌唾液和黏液；前庭大腺分泌阴液润滑阴道口。

人体的腺体还有很多，其中女子乳房内有丰富的乳腺组织，非

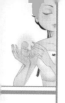
孕期和哺乳期乳腺腺泡上皮也可以有少量分泌物，一般在导管内或通过淋巴网吸收，偶有分泌物较多时，可从乳头流出，这就形成了医学上常说的"乳头溢液"。

乳头溢液分为生理性和病理性两种，生理性的溢液量较少，双侧溢液，呈透明、淡黄色，如青春期、孕期乳腺增生。而病理性溢液多是单侧，量可多可少，但颜色都较异常，如乳腺增生分泌过多的腺液导致乳管炎症；导管内乳头状瘤破裂出血，多出现鲜红色、暗红色、褐色等血性溢液。这些情况需要到乳腺专科进行乳腺纤维导管镜的检查来确定溢液的来源，并进行相应的治疗，催乳师应及时分诊到当地医院，不误治，不延治。

残乳的按摩手法同排乳手法相同，需加极泉拍打九九八十一下，并拿捏胸大肌促进淋巴回流回收能力，残乳治疗就会更加彻底。

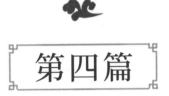

第四篇

"娴静犹如花照水，行动好比风扶柳"
——产后康复治疗

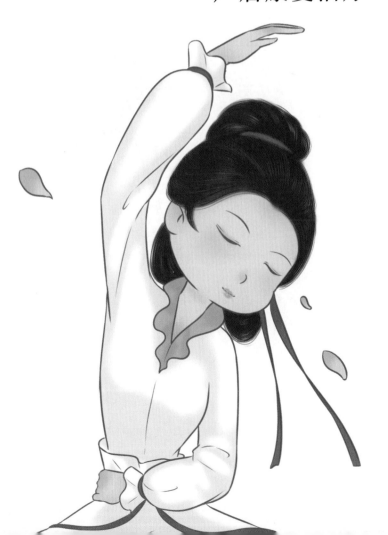

第四篇 ————

产后康复治疗

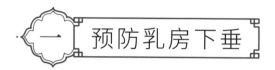

一 预防乳房下垂

[1] 哺乳期乳房每日用温水热敷 15 分钟，再涂上茶油或橄榄油薄薄一层，拿捏胸大肌 2 分钟，配合深呼吸，增加悬韧带的弹性；并穿无骨调整型文胸，托扶悬韧带及乳房，减轻向下牵拉的重量。

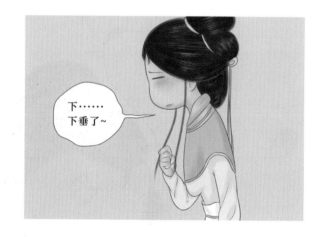

[2] 每次哺乳前先脚踩有棱角的东西刺激足底涌泉穴 1 分钟，一侧至少喂哺 10～15 分钟，可在吸吮一侧结束并拍嗝后，再继续吸吮另一侧，注意左右交替，以预防哺乳后乳房大小不一。

[3] 哺乳过程中，宝宝所含位置也是非常重要的，如果含接在乳头上，而不是乳晕处，乳房下垂的机率会增加。因此哺乳姿势

需正确，不让宝宝过度牵拉乳头，哺乳过后可适当轻揉按摩乳房2～5分钟，不可按压乳头。

[4] 规律哺乳，时间间隔不可太长，尤其不能涨奶过头了再哺乳，乳房易变形松弛。另外，宝宝满1周岁即可断奶，最长不可超过2周岁。

[5] 断奶需循序渐进，不可操之过急。如产后因某些不可抗力因素必须停止哺乳，也应用吸奶器或由催乳师帮助定时排乳几次，逐渐减少次数，乳汁已明显减少时再一次性断乳。否则，由于乳腺内张力急剧升高，致使腺体发生萎缩，乳房易松弛变小。

[6] 坚持做扩胸运动和俯卧撑，加强胸部肌肉的力量和韧带的弹性，对乳房的经络气血运行起到相当好的作用，不仅增加乳汁的量，还能保持乳房丰满挺美。

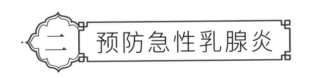

二 预防急性乳腺炎

[1] 正确的哺乳方法和哺乳姿势可以预防乳汁淤积或乳头皲

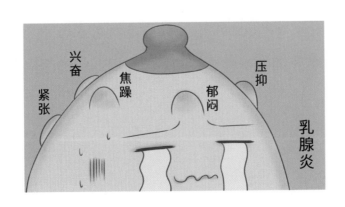

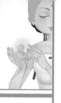

裂，细菌无滋养槽，便不会从乳头逆行进入乳房而扩散至乳腺造成感染，引发急性乳腺炎。

[2] 如需要吸奶器排乳时，尽量不用电动吸奶器。临证病例中，电动吸奶器导致乳头乳晕水肿、乳管内壁损伤，进而发展为急性乳腺炎的患者居多，且较难处理。

[3] 夏天一天洗一次澡，冬天两天一次，乳房、乳头保持清洁，哺乳后用温水洗一下，避免细菌滋生侵入，导致乳腺炎。

[4] 每次哺乳结束后，需给婴儿喂适量温水，将口腔内残余乳汁带到胃内，保持婴儿口腔卫生，同时也能保证婴儿的水液代谢正常，不易形成热毒过给乳房。

[5] 夜间哺乳时注意防止乳房受寒受凉，哺乳结束后及时收起哺乳口，防止哺乳时睡着忘记将衣服放下来。睡姿不可固定一侧，内衣不可过紧，预防挤压伤造成的乳腺炎。

[6] 由于外力撞击导致乳腺受损而发的积乳或硬块不可用手法再按摩此处，以防二次损伤。

[7] 注意休息，合理饮食，心情舒畅，出了月子多户外活动，应劳逸结合提高身体的抵抗力，减少乳腺炎的发生。

[8] 其他预防急性乳腺炎的方法在前面的治疗篇中有详细解析，可参看。

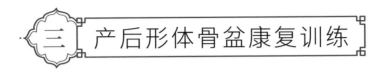

三 · 产后形体骨盆康复训练

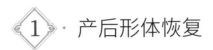

1 · 产后形体恢复

[1] 孕期有意识地控制体重增加。很多孕妇觉得怀孕以后就是"一个人吃俩人的饭"，"孩子长得越大越好养"。孕期体重管理不好，不仅仅带来了分娩的问题，也增加了产后恢复的困难。因此，健康科学的孕期饮食，也是产后形体恢复的关键。

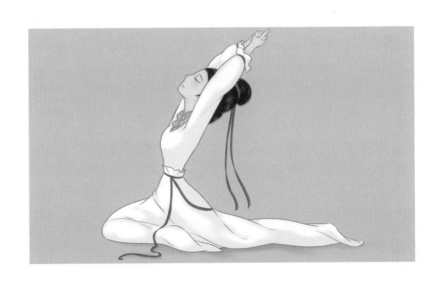

[2] 产后形体恢复不要着急，应循序渐进，不可减食减餐，相反需保证一日三到六餐的产奶营养需求，而且还要亲自哺乳。因为减少餐数餐量，不仅不能减肥，反而会因为人体五脏六腑饥饿虚

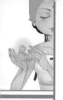

弱，激发提高了脂肪的囤积，肥胖就会随之而来，同时也会影响母乳的分泌。可以多吃植物蛋白，多吃红肉，不暴饮暴食，不馋吃零食甜食，尤其不在吃饭后或睡觉前吃零食，因为消耗不掉的热量就会变成脂肪。零食、二次加工食品尽量不吃，如果要吃一点儿，时间只能是白天。

[3] 母乳喂养是最好的减肥方法。哺乳期，女子体内的营养精微物质和热能全部都会转化为乳汁，可防止脂肪蓄积体内，利于断乳后的形体快速恢复原来的状态。拒绝母乳喂养来减肥，不仅不利于体形、子宫恢复，也不利于乳房健康。

[4] 产后 6 周左右，可以开始进行科学饮食和适量运动来帮助恢复体型了。每日做有氧运动至少 30 分钟，每周 4～5 次，比如慢跑、走路等，宝妈们可推着婴儿车走路，据研究效果非常不错。不要求大量的长时间的运动，因为这只是在为断乳后的减肥做铺垫而已。

[5] 补充充足的水分，多喝温水，促进新陈代谢，预防便秘，养成每天早上起床先喝一杯温水的习惯，并养成固定时间排便的习惯。

[6] 中医减肥穴位组合。

方法 1

处方：主穴为阳池、三焦俞，配穴为地机、命门、三阴交、大椎。

操作：每次选主穴、配穴各 1 个，每穴点揉一遍，一穴 60 秒，再放艾灸盒灸 30 分钟。火力不宜太小。每日 1 次，1 个月为 1 个疗程，疗程间休息 7 天。

方法 2

处方：足三里、气海、丰隆、天枢、中脘。

操作：每穴点揉一遍，一穴 60 秒，再放艾灸盒灸 30 分钟。火力不宜太小。每日 1 次，10 次为 1 个疗程，疗程间休息 3～5 天。

方法 3

处方：梁丘、公孙。

操作：每穴点揉一遍，一穴 60 秒，再用经络震动枪震动穴位各 3 分钟。每日 1 次，6 次为 1 个疗程，疗程间休息 1 天后，再进入下一个疗程。

② · 产后骨盆底肌康复训练

女子阴道松弛、阴道前后壁脱垂、性冷淡、张力性尿失禁、腰痛、骶骨痛、耻骨联合分离症等产后问题，其实都是盆底障碍性疾病。在产后及时通过骨盆康复训练治疗可以唤醒、激活盆底肌，加快阴道以及盆底肌张力和弹性的恢复，可预防和治疗这类型的病症。盆底肌肉收缩力苏醒，韧带弹性恢复，固定骨盆的"黏合剂"

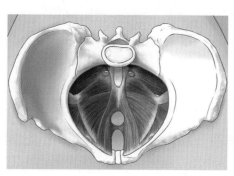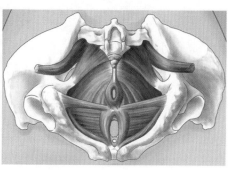

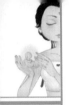
就有了黏性和拉力，松垮的骨盆外形也就跟着立起来了，对形体恢复的帮助很大。

[1] 夹臀运动

站立，双手交叉置于肩上，脚尖呈 90 度，脚跟内侧与腋窝同宽，用力夹紧臀部，保持 5 秒钟，然后放松。重复此动作 20 次。刚开始锻炼时，量力而行，动作做对就可以了，不可使肌肉酸痛，再逐渐增加时间和次数。

[2] 提肛运动

用力收缩肛门，然后停止几秒钟再放松，缩紧肛门至少 3 秒钟，然后放松，每次要反复锻炼 10 分钟，一天可锻炼多次，一般安排在清晨起床前为最佳练习时间。如找不到提肛的感觉，可在有便意的时候，屏住大便，并做提肛运动，经常反复，以此来唤醒这组肌肉。

[3] 自主缩阴运动

如何感知缩阴？先在小便的过程中，有意识地屏住小便几秒钟，也就是中断排尿，稍停后再继续排尿。这样如此反复几次，就能记住自主缩阴的感觉，唤醒这组肌肉并由人的意识来控制锻炼，就能提高阴道周围肌肉的张力，每次循环以上动作连续 15 ～ 30 分钟，1 天 1 次。

[4] 吐阴运动

缩阴运动是像阴道吸住某种东西一般，向上向内收缩，而吐阴运动正好相反，是利用呼吸时腹部吸气时，向下向外用力，迫使阴道下降，就如将某种东西挤出阴道一般，保持 3 秒即可放松，重复 3 个呼吸周期为一次，每日 3 次，可逐渐增加时间。需要注意的是有严重的胃下垂、子宫下垂者吐阴运动不单独做。

[5] 深呼吸缩吐阴运动

仰卧，放松身体，呈截石位充分暴露治疗部位，医者戴无菌手套，并涂无菌润滑剂，将一个手指轻轻缓慢插入阴道，嘱女子配合腹式深呼吸，深吸气时鼓起腹部并向下憋气用力，缓慢呼气时有意识地做吐阴运动。同时医者用手指指腹柔和地、轻轻快速颤动阴道口 3 秒，再嘱女子轻轻做缩阴运动 7 下，此时阴道内环形肌肉已逐渐收紧，夹紧手指，呼气结束后放松 5 秒，一环一次，一次三个呼吸周期。每三个呼吸周期换一环，从阴道口开始，每进一寸为一环，共三环。也可在家自己做腹式呼吸训练，腹肌力量带动盆底肌，再配合前面两项运动，也可收到满意效果。

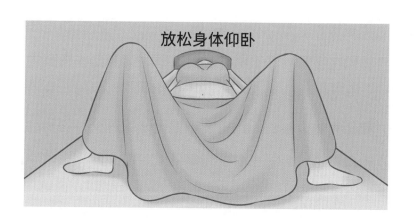

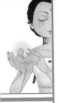

[6] 胸膝锻炼

在床上跪位，胸部贴紧床面，大腿与床要保持垂直，坚持 15 分钟，一天要练习 2 次，逐渐让子宫位置恢复前位，可配合缩吐阴运动一起做，晨起效果佳。

[7] 穴位及中药调理

①穴位

人中、手三里、气海、关元、复溜、肾关、曲骨、会阴中心键。

②操作

曲骨和会阴中心键轻轻敲打 81 下，以痛为舒，力度要刚好。其他穴位用补法，针灸或点按。

③中药

脾胃气虚为主，则服用补中益气丸；肾气虚为主，则服用肾气丸。

以上康复锻炼运动，只有第 [5] 项是深呼吸运动，其他运动都是全身放松在正常呼吸下锻炼。且需同时穿弹力收腹裤固定住骨盆后进行，并按顺序锻炼才能起效果。所有运动坚持一周后，在行房事时，和爱人达成共识后，有意识地同法锻炼交替各种动作，效果加倍。如骨盆错位、子宫脱垂恢复困难，应及时到医院康复科诊治，同时配合康复运动。

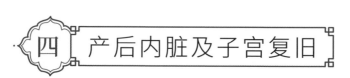

四 产后内脏及子宫复旧

分娩后，各个脏器系统恢复到孕前的生理状态，通常需要6周左右，也就是临床上常说的产褥期，和坐月子的时间是一致的。妊娠过程中增大的子宫在分娩后不能顺利收缩的情况称为子宫复旧不全。一般情况下，在产后10天左右子宫就缩回到原来的状态，4～6周后子宫得到完全恢复。

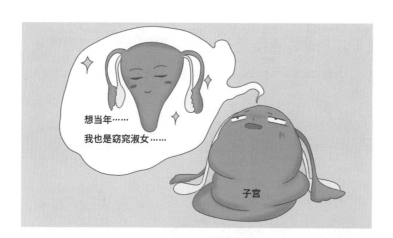

怀孕时，随着胎儿增大，子宫壁肌层的平滑肌束及弹性纤维也开始伸展变长，子宫慢慢变大。顺产时，子宫经历了强烈收缩，肌层和弹性纤维也会

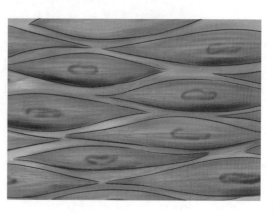

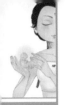
随着子宫肌层每一次的收缩变短，宫缩较好的产妇，产后子宫就缩小了很多，肚子也明显小很多。但是，宫缩不良或是剖腹产的产妇子宫恢复就不明显，速度也慢，看起来肚子还是和孕期差不多大，只是小了一点儿。在月子期间，子宫、骨盆、五脏六腑、气血津液等全身各个系统，都需要重新各就各位回到孕前的工作状态。但是分娩半个月后如果感觉子宫还是很大，不停地排出混有血的恶露，并伴有腹痛时，就应怀疑子宫复旧不全。

产后第一日因宫颈外口升至坐骨棘水平，致使宫底稍上升平脐，以后每日下降 1～2cm，至产后 10 日子宫降入骨盆腔内。子宫复旧的快慢与产妇的年龄、分娩次数、全身健康状况、产程长短、分娩方式及是否哺乳有一定关系，所以产褥期的恢复，是一个身体自我调节的过程，是一个很自然的恢复过程。如产妇有胎盘或胎膜残留、子宫内膜炎、盆腔炎、子宫后屈、子宫有肌瘤等情况会妨碍子宫复旧。

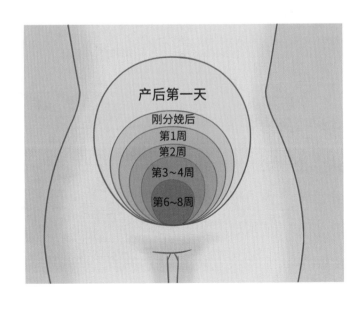

产后第一天

刚分娩后
第1周
第2周
第3～4周
第6～8周

中医认为产妇出现子宫复旧不良、子宫脱垂、胃下垂、脱肛、漏尿等问题，一般都是由于患者的脾肾虚弱、中气不足、气血失养引起的。脾气是维持人体内五脏六腑在各自岗位上，不受地心引力影响的一股力量，它具有固摄抓定之功，肾气为先天之本，脾为后天之本，肾气足则脾气足。因此，促进产后内脏及子宫复旧，调理的重点在于补肾健脾上，同时应注意多休息，不提重物，不长时间抱孩子，加强饮食营养。

[1] 穴位

穴位一般用三阴交、关元、合谷、足三里、复溜，其中三阴交用泻法，关元采用隔姜灸，其他穴位用补法。

[2] 中成药

可以配合补中益气丸调补中焦之气。

[3] 坐浴疗法

阴痒坐浴特效方

处方：苦参 20g，黄柏 20g，蛇床子 20g，花椒 20g，绿茶叶 1 小包。

用法：将诸药加水至 500mL，煎至 250mL。将茶叶一小包放入药水中，待水温适宜，茶叶舒展开来，坐浴 10 ～ 15 分钟，早晚各 1 次。

盆腔炎坐浴奇效方

处方：羌活 9g，花椒 9g，独活 20g，千年健 15g，白芷 15g，

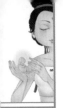

生川乌 18g，艾叶 12g，紫苏 10g，石菖蒲 12g，大粒海盐一把。

用法：将上药放入布袋内，蒸热后热敷下腹部，反复热敷。每次 30 分钟，每日 1 次，12 次为 1 疗程。

子宫脱垂熏洗方

处方：黄芪 30g，五倍子 120g，苦参 20g，枯矾 3g，黄柏 12g。

用法：加水 2500mL，上药煎煮 15 分钟，先熏后洗。每日早晚各 1 次，下午 5：00 ～ 7：00 坐浴效果佳。

第五篇

"黄莺百舌正相呼，玉树后庭花带雨"
——舌诊药膳与用穴

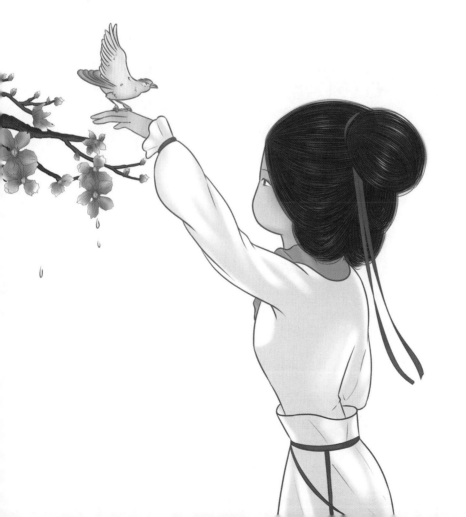

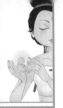

第五篇

舌诊药膳与用穴

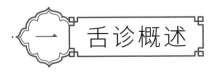

一　舌诊概述

　　舌诊，我用一种比较好复制的方式呈现给中医学友们，只需对着舌象看，呈现的舌象相同就可以用一样的穴位和药膳调理，那么妈妈们在哺乳期出现的乳房问题，坐月子时的身体调理也就有了较好的依据了。

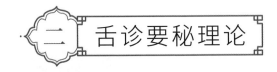

二　舌诊要秘理论

　　舌其实是人体唯一一块暴露在外，可以看得到摸得着的肌肉，而肌肉之间走行的就是气血、经络、津液，舌诊之所以可以反映人体的健康和疾病状态，能准确地从外知内，快速辨证到位，指导治疗方案，是因为舌诊本就和人体的经络相连，不管是直接的，还是间接的联系，它都做到了联络上下、沟通内外。如手少阴心经沿食管，其经别系舌本；足少阴肾经循咽喉，夹于舌本；足厥阴肝经络于舌本；足太阴脾经连于舌本，散于舌下；足太阳膀胱经经筋结于舌本；手太阴肺经则上达咽喉，与舌根相连。

　　我们吃下去的食物由胃受盛，到大小肠化物，在脾吸收转化精微物质，送达全身五脏六腑、四肢百骸、大脑皮部，无所不去，营养周身。舌为脾之外候，舌苔是胃气蒸化谷气上承于舌面生成的，而脾胃可以将精微物质送达人体任何一个部位，说明脾胃于人体的所有部位皆有相连的通道。那么反过来，人体任何一个部位功能出现太过或不及，也可以通过这些通道反映在舌上。也就是我们常说的脏腑虚实、气血盛衰、津液盈亏的变化，就会表现在舌象上。

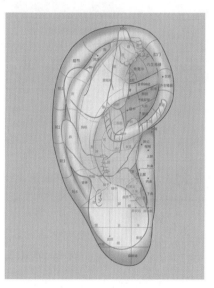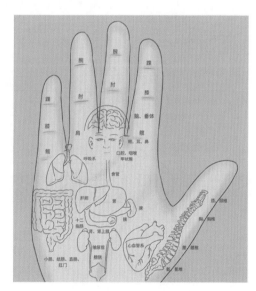

生物全息律理论想必大家都是知道一些的，比如我们的耳朵是一个倒置人体，我们的手部、足部也是五脏六腑的全息投影等，还有很多人体的部位都有这样的全息体现。什么是全息？每个生物体的每一个具有生命功能，又相对独立的局部被称为全息元，这个全息元就包括了整体的全部信息。全息元可以看成是整体的缩影，而舌就是人体的缩影。

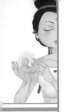

三　舌象拍摄标准

[1] 在自然光线下拍摄。

[2] 避开有色环境，如紫色装饰物。

[3] 勿用前置摄像头或美颜相机。

[4] 拍全舌，上到鼻子，下到下巴以上，正中拍摄，勿抖。

[5] 勿刮舌，勿服用有色食材或药物，如牛奶、草莓、黑芝麻、蓝莓、黄连、维生素 B 片等。

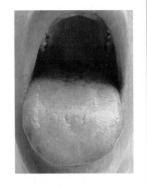

四　舌的形态结构和分部

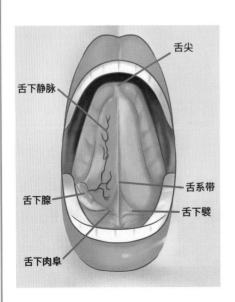

舌为一肌性器官，由黏膜和舌肌组成。在《灵枢·经脉》中有云："唇舌者，肌肉之本也。"说的也是一个意思。中医舌诊中，舌的上面称为舌面，下面称为舌底，而舌面又可分为舌体和舌根两部分，一般伸舌时较易看到的是舌体，对舌体的观察也是最多最细致。舌体的分部，习惯上将前端称为舌尖，

图中标注：舌尖　舌下静脉　舌系带　舌下襞　舌下腺　舌下肉阜

中部称为舌中，后部称为舌根，两侧称为舌边，舌体的正中有一条不甚明显的纵行皱褶，称为舌正中沟。当舌卷起来时可以看到舌底，舌底正中线上有一条连于口腔底的皱襞，叫舌系带。系带终点两侧各有一个小圆形突起，叫舌下肉阜，皆有腺管开口，就是中医所说的金津、玉液，是胃津、肾液上承的孔道。

为什么我们可以看出舌的异常？只有对舌的正常形态了然于心，才能敏锐快速地发现其异常的形态。舌面上覆盖着一层半透明的黏膜，舌背黏膜粗糙，形成许多突起，称为舌乳头。根据形状不同，舌乳头分为丝状乳头、菌状乳头、轮廓乳头和叶状乳头四种。其中丝状乳头和菌状乳头

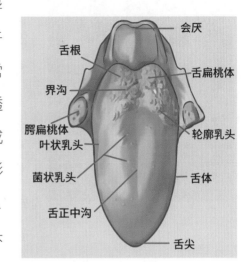

与舌象的形成有着密切联系，轮廓乳头、叶状乳头与味觉有关。

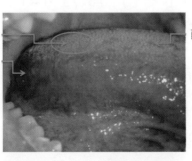

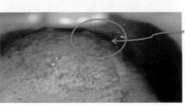

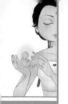

五　正常舌象

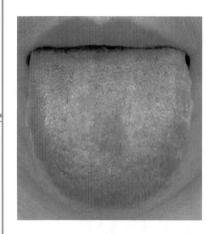

中医称正常舌象为"淡红舌、薄白苔"，其舌体柔软，运动灵活，颜色淡红而红活鲜明；其胖瘦、老嫩、大小适中，无异常形态；舌苔薄白润泽，颗粒均匀，薄薄地铺于舌面，揩之不去，其下有根与舌质如同一体，干湿适中，不黏不腻。有此正常舌象者一般身体壮实健康，精力充沛，患病较少。

六　舌诊顺序和内容

舌诊的观察顺序对于初学者尤其重要，最好按照"整体→舌苔→舌质→舌边→舌尖→舌根→舌下络脉→润燥"的顺序进行观察，才不会遗漏重要的信息。莫嫌麻烦，这样反复累积经验，观察力越来越敏锐，觉察到异常舌象就会越快越准确。

有经验的中医师看舌就不一定按顺序看了，一般结合四诊收集的病症资料在大脑一整合就能迅速找到舌象上的异常。初学者应按照看舌的顺序学习记忆，下面我们就正常舌苔看诊的顺序做了个易记的表格，方便大家的学习。

正常舌头
- a. 正常大小、正中、舌面平而无凸起、无凹陷、无裂纹
- b. 舌苔薄白
- c. 舌质淡红
- d. 舌边无齿印 —— 无芒刺或者瘀点、瘀斑
- e. 舌尖圆润不缺角
- f. 舌根不塌陷
- g. 干湿正常

为了方便介绍舌象细节对应人体变化的规律，大家先把上面正常舌象的几个要点记住，舌诊犹如侦探判案，要想探查到案件关键点，找出"嫌疑人"，需知常理规律，再按常理推衍才能帮助我们发现异常情况，最后找到"元凶"，将"坏人"绳之以法，恢复纲常。医者就是人体的"侦探"，我们需要知常才能达变，掌握舌象正常的样子，多看看，反复记忆舌象的常态，才可以通过上面的舌诊框架一步一步地找到舌象上不正常的细节变化，从而找到"疾病邪气"所在。学习舌诊不能偷懒，不能马虎，不能不懂装懂，要下功夫，多看，多比较，多临证，多记忆，多总结。在这里我还要强调一下"贵在中立"的原则，任何一位医者在面对疾病时都需要以中立而严谨的态度来面对患者的舌象，这样才能够成为合格的"侦探"，消灭人体的"敌人"。

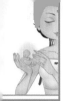

七　舌体分候部位

[1] 以脏腑分属

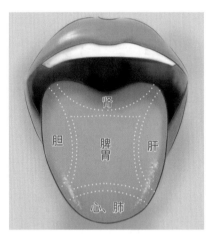

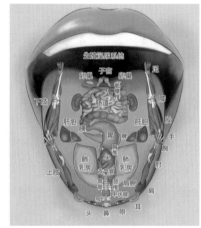

[2] 以骨骼分属

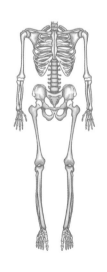

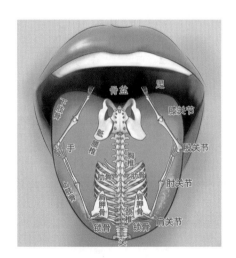

[3] 以三焦分属

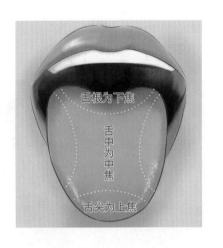
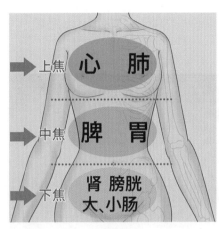

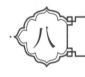 常见八种体质舌诊药膳与用穴

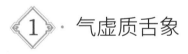

① · 气虚质舌象

[1] 定义

一般是由于元气不足，以气息低弱，脏腑、经络功能低下为主要体质特征所形成的一种舌象。

[2] 常见临床表现

平素体弱，易感冒或抗病力差，自我修复能力弱。面色偏黄或

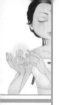

白，目光少神，口淡，唇色少华，毛发不华，头晕，健忘，语声低微，气短懒言，易疲乏，精神不振，易出汗，肌肉松软，大便性状正常但觉未尽，或便秘，严重时，小便可偏多，脉虚细。

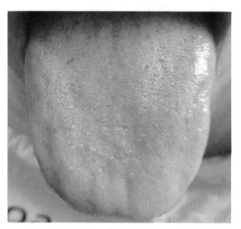
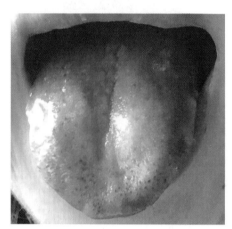

图一　　　　　　　　　　　　　　图二

[3] 催乳药膳及用穴

在催乳过程中，上图两种舌象都是气虚导致的病证常见的舌象。

图一舌白，淡红，舌体微胖，大多是气血不足，不能上承濡养而成此舌象。一般产妇以少乳为主症，兼有上述表现外，还有恶露少，颜色淡。治疗宜补气养血，祛瘀生乳，中药可选择炙黄芪、太子参、茯苓、赤白芍、干地黄、当归、鸡血藤、丹参、阿胶、炒白术等。选其中几味中药炖煮食材组成药膳汤，如小母鸡炖四物、党参黄芪炖生鱼、归芪红枣汤、太子参茯苓肝片汤等。成药可服用八珍丸、四物汤、健脾丸。点按穴位用膻中、乳根、气海、血海、三

阴交、公孙、液门，并配合艾灸治疗。

图二舌暗淡，少华不荣，舌有瘀点，以舌尖多，大多是气虚不能推动血，血滞不行而成此舌象。一般产妇以少乳、积乳、乳痛为主症，兼有上述表现外，还有恶露少，颜色深且黑，有块。治疗应以益气化瘀通络为原则，可食用补气行气活血之品，如归芪红糖汤、丹参芎桂小母鸡汤、小米山药薏苡仁排骨汤。其中芪是黄芪，芎是川芎，桂是桂枝，而当归用的是当归尾，这些益气养血活血的药物来祛除血中的瘀滞为最佳，不可用桃仁、红花等活血逐瘀之中药。祛除瘀滞类的病证用针刺治疗效果比单纯手法点按更好，同时配合灸疗催乳，先在合谷、血海、三阴交针刺，同时在气海、关元、肾俞艾灸，共30分钟。如有热，则直接用这组穴位：合谷、三阴交、足三里、血海、内关、女福穴，做膈俞放血。

注意：气虚质舌象的产妇不可吃太油腻不易消化的食品，由于脾胃虚弱，盲目大补的话反而给脾胃带来负担，伤及脾胃，不仅会加重少乳的问题，还会使体内痰湿停聚，病情由虚转虚实夹杂，从而更复杂，更难处理。进补时，应以健脾养胃为主，温食温服。

② · 阳虚质舌象

[1] 定义

一般是由于阳气不足，以虚寒表现为主，脏腑、经络功能虚弱为主要体质特征所形成的一种舌象。

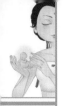
[2] 常见临床表现

平素畏冷，肌肉不健壮，常感到手脚发凉，衣服比别人穿得多，夏天不喜欢吹空调，喜欢安静，性格多沉静、内向，喜热饮，精神不振，睡眠偏多，面色柔白，唇色较淡，毛发易落，易出汗，大便多溏薄，小便清长，脉迟缓或沉。

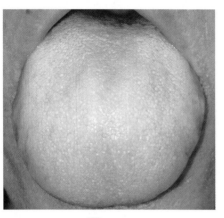

图一

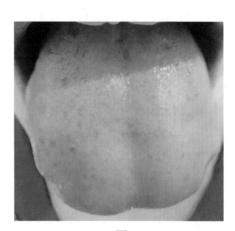

图二

[3] 催乳药膳及用穴

图一舌白淡黄，胖嫩而腻，舌边有齿痕泛青。此为脾阳虚日久，痰湿内聚，虚寒内生致瘀血结于肝经，中下焦部见微黄是瘀久渐化热的征象；一般产妇多积乳、少乳为主症，兼有上述症状外，如日久邪实渐化热，则可有发热、反复堵塞的症状。治疗宜健脾祛湿，化痰疏肝。中药膳可用白术、青皮、茯苓、丝瓜络各 10g，甘草 3g，大枣 10 枚，生姜 3 片，一起炖煮成汤，日服 1 次。如伴积乳，穴位取中脘、丰隆、太冲、期门、内关、关元、极泉；少乳，

取足三里、合谷、三阴交、太冲、章门、丰隆点按，少泽放血。无热象时，可配合穴位灸疗。

图二舌淡白，胖嫩而润，舌边有些许瘀点微黄，舌边有明显齿印。此为脾阳虚生痰湿而困肝之气机，升降不利，舌边的瘀点提示气滞痰瘀之征象；一般产妇以少乳为主症，兼有上述症状外，还有胸胁满闷的症状。治宜健脾祛湿，疏肝理气活血。中药膳可多食白术参芪小母鸡汤、茯苓陈皮排骨汤、青皮柴胡煮鱼汤；取穴主要为脾俞、胃俞、太冲、足三里、丰隆、间使、三阴交点按或针灸。

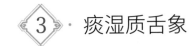

③ · 痰湿质舌象

[1] 定义

一般是由于水液内停而痰湿凝聚，以黏滞重浊为主要体质特征所形成的一种舌象。

[2] 常见临床表现

体形肥胖，腹部肥满而松软，面色淡黄而暗，眼胞微浮，容易困倦，口黏腻或甜，身重不爽，喜食肥甘甜黏，胸闷，易出汗，痰多，常感觉脸上有一层油，大便正常或不实便，小便不多或微浑，脉滑濡或缓。

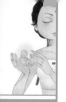

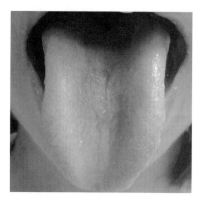
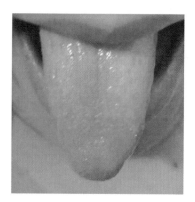

图一　　　　　　　　　图二

[3] 催乳药膳及用穴

上面两张图见舌淡苔白黏厚腻，湿滑不易刮去，口黏腻或甜，舌体有时可见胖大。多由脾失健运，痰浊内生，产妇以积乳、肿块、囊肿、少乳为主症，除了兼见上述表现以外，一般不发热，肿块不红不痛。治疗宜健脾除湿，化痰生乳。宜多吃些祛痰湿的食物，如南瓜、荠菜、茯苓、金针菜、赤小豆、薏苡仁、玉米、砂仁等，常食粗粮、豆类、蜂蜜、海参、比目鱼等。少用味精、酱油、醋以及用醋调制的食物，如沙拉酱、番茄酱等，忌肥甘厚腻，容易生湿生痰的食物。

穴位用膻中、乳根、少泽、足三里、脾俞、丰隆、三阴交点按或针灸。

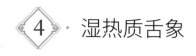

④ · 湿热质舌象

[1] 定义

一般是由于湿热内蕴为主要体质特征所形成的一种舌象。

[2] 常见临床表现

面部和鼻尖总是油光发亮，脸上易生粉刺，皮肤易瘙痒，体偏胖或苍瘦，易口苦口干，身重困倦，脾气较急躁，心烦懈怠，眼睛红赤，大便燥结，或黏滞，小便短赤，易出现带下增多，脉多见滑数。

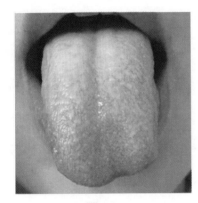

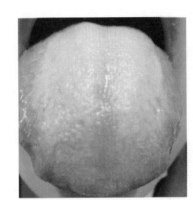

图一   图二

[3] 催乳药膳及用穴

两张图皆见舌质偏红，苔黄厚腻，厚苔多集中在中焦，严重时可延及下焦，是脾胃痰湿阻滞，日久化热，合而成湿热困于脾胃。产妇常见于乳痈、肿块、乳痛、乳头炎、乳头白点、乳头皲裂、大涨奶、腋下肿痛等催乳问题，除了兼见上述表现以外，还会见反复发热，反复乳房堵塞，反复乳头问题，反复溃脓，食欲不佳，恶露多延期、色红。治疗宜清利中焦湿热，健脾开胃，消肿止痛。由于这样的湿热邪最易反复难以祛除，一般直接用中药治疗，可以选择龙胆泻肝汤加减：龙胆、牡丹皮、赤芍、黄柏、黄芩、生地黄、栀子各 9g，柴胡、木通各 6g，银花 30g，连翘、车前子各 12g，蒲公英 15g。在穴位治疗中，应重用丰隆、阴陵泉、公孙、肩井这些健脾化痰、祛湿清热的穴位，并同时选用膻中、太冲、期门、极泉行气开郁。

产妇如脾胃虚弱，又有湿热阻滞，禁食各种煎炸、油腻、肥甘厚味的食物；由于中焦郁热，所以产妇会喜欢吃清热寒凉之品，却不知寒凉食物虽可暂时缓解身体的不适症状，但由于痰湿遇寒则凝，寒凉食物是最不适合有痰湿体质的人吃的，因此寒凉食物也需禁食；另外，酒容易助湿助热，尤其是月子里有加酒的风俗，需暂停。

那么可以吃些什么食物呢？一般选择健脾利湿类食物，如薏苡仁、荷叶、绿豆、藕等，蔬菜可多吃竹笋、茭白、葱姜等。

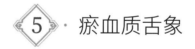

5 · 瘀血质舌象

[1] 定义

一般是由于气血经络运行不畅，日久瘀血内阻为主要体质特征所形成的一种舌象。

[2] 常见临床表现

平素面色晦暗，眼眶暗黑，鼻部暗滞，发易脱落，皮肤偏暗或色素沉着，肌肤干，易出现瘀斑，易患疼痛，口唇暗淡或紫，经血中多凝血块，或经色紫黑有块，崩漏或有出血倾向，吐血，脉细涩或结代。

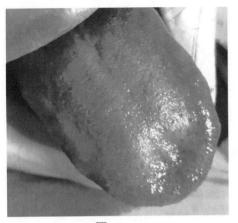
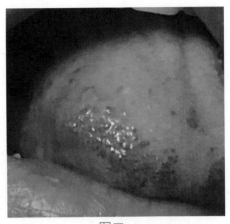

图一   图二

[3] 催乳药膳及用穴

图一见口唇暗淡或紫，舌质暗有点、片状瘀斑，可有舌下静脉曲张。多由瘀血阻滞，内生积聚，甚郁而化热，或瘀而不生新血所致。产妇多见乳痛、大涨奶、乳头炎、乳头白黄点、腋下肿痛等催乳问题，除了上述表现症状外，多有胸闷、乳痛、硬块、眼内红丝多，牙龈易出血、月经不调、痛经史等症状。治宜疏肝理气，破血化瘀，消痛散结。通常直接配合中药调理，以瓜蒌、鹿角霜各 30g，丝瓜络、白芍、赤芍、柴胡、葛根、羌活、独活、路路通各 10g，木通 6g，漏芦、茜草各 15g 为主要组方效果佳；取穴为足三里、梁丘、期门、内关、肩井、极泉，不管点按还是针灸都用泻法，并放血太冲或膈俞。应忌食生冷、粗硬、油腻和过热大补阳的食物，忌吃辛辣刺激性强的食物，严禁饮烈性酒、浓茶、高浓度饮料。

图二舌白腻，稍胖嫩，肝胆两侧区瘀斑瘀点，这种舌象属于阳虚寒凝血瘀，并有夹湿阻络，气血郁滞。产妇见少乳、乳头痛、乳房刺痛等症，除了瘀血质舌常见的表现外，还有头痛，胁肋疼痛，如锥如刺，腋下刺痛等症状。治疗应健脾祛湿，疏肝活血，化瘀生乳为主。中药方当用当归 10g、川芎 10g、桃仁 10g、炮姜 6g、炙甘草 3g、黄芪 20g、白术 15g、青皮 10g、王不留行 10g、茯苓 10g、陈皮 15g。穴位可取肝俞、内关、外关、足三里、合谷、三阴交、血海、女福穴，并做太冲放血。饮食方面应忌食生冷、寒性、油腻和过热大补阳的食物，情志气机的调节是关键，可以多喝红糖水等活血食材做的茶饮。

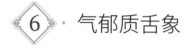

6 · 气郁质舌象

[1] 定义

一般是由于情志不畅、气机郁滞为主要体质特征所形成的一种舌象。

[2] 常见临床表现

性格内向不稳定，忧郁脆弱，敏感多疑，对精神刺激适应能力较差，平素忧郁面貌，神情多烦闷不乐，胸胁胀满，或走窜疼痛，多伴善太息，或嗳气呃逆，或喉间有异物感，或乳房胀痛，睡眠不佳，食欲减退，惊悸怔忡，健忘，痰多，大便多干，小便正常，脉弦细。

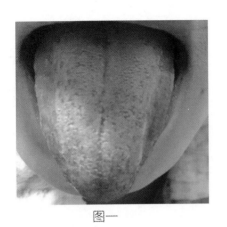
图一

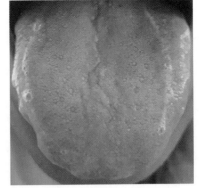
图二

[3] 催乳药膳及用穴

图一见舌淡红，中焦略黄腻，舌两边呈唇样肝郁线改变，舌尖红，这种舌象多见于肝气不疏，久而郁结，肝气横逆犯胃，导致中焦和心有内热的情况。临证时，这类产妇多见少乳、积乳、乳头白点、乳头痛等催乳问题，除了上述常见表现外，还可有乳房如气胀在内、肝气小结、易怒不安等气机郁结症状。中药以逍遥丸为主方加减，穴位用膻中、乳根、少泽、极泉、内关、太冲、期门，配合情志催乳法。由于气滞是主要病因，因此需多吃些有利于行气的食物，像萝卜、青皮、葱、姜等，可以帮助疏肝理气，气顺则火自降，胃火和心火也就自除了。我们再配合些辅助降火的莲子、橘核、橘络、丝瓜络等药食同源的药膳汤，多吃绿色蔬菜，多喝玫瑰茶、青皮茶。尤其重要的是舒畅心情可以更好地加快恢复，避免疾病反复，必要时进行心理疏导。

图二为淡红舌薄白苔，肝区两侧有较为明显的肝郁唾液线，边

有齿印，应是忧思伤脾，肝郁气机不畅，脾虚水化不利所致舌象。产妇多会出现少乳等问题，除了常见表现外，还有乏力，精神不济，心情烦躁，以及头部昏蒙等全身症状。治疗宜疏肝理气，健脾利湿。药物常用柴胡、白芍、木香、砂仁、薏苡仁、白扁豆、泽泻、茯苓等。在这个舌象的治疗中调整气机很重要，可用膻中、期门、太冲等，同时加用健脾利湿的阴陵泉、太白等。

由于肝气郁结是本舌象出现的主要原因，就是我常说的擒贼先擒王中的那个"王"，把"王"解决了，其他就迎刃而解了。那么，饮食注意事项和图一就是一样的了。

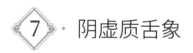

7 · 阴虚质舌象

[1] 定义

一般是由于津液、精血等阴液亏虚或耗损为主要体质特征所形成的一种舌象。

[2] 常见临床表现

体形瘦长，面色潮红，唇红微干，有烘热感，常感到眼睛干涩，视物花，手足心热，平素易口燥咽干，总想喝水，喜温饮，皮肤干燥，易生皱纹，鼻微干，眩晕耳鸣，不耐暑热，经常大便干结，容易失眠，小便短涩，脉细数。

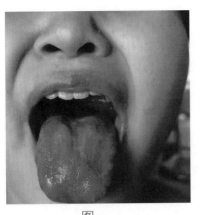

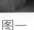

图一

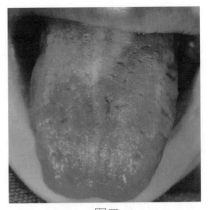

图二

[3] 催乳药膳及用穴

图一见舌红绛少津无苔，面潮红，是为阴虚经典舌象；图二除了舌红，少苔外，舌面有大小不等、深浅不一、形状各异的裂纹，这种舌象称为裂纹舌。如不是天生如此，则多为热盛伤阴日久，津液亏损，舌面出现裂纹而成。产妇多见无乳、少乳、积乳等病症，除常见表现以外，还可以有持续低热、全身自觉热却无发烧等症状。

治疗宜滋阴泻火，清热润燥，益气生津。中药用麦冬、半夏、党参、沙参、麦冬、冰糖、生地黄、玉竹、石斛、桑叶、通草等组方，成药可用香砂养胃丸治疗。药膳则可多吃顾护胃气、滋补胃阴的黄芪白肉、栗子白果羹、黄芪山药饭、薏苡仁粥、银耳燕窝汤、枇杷苹果汁等。忌烟酒、辛辣刺激性食物，如辣椒、生葱姜蒜等，忌肥甘滋腻，少吃土豆、芋头等不易消化的食物，因这些食物会加重胃的负担，并注意少食多餐。图一穴位取三阴交、血海、太溪、中脘、足三里、内关。图二穴位可用脾俞、胃俞、膈俞、足三里、三阴交、中渚等。

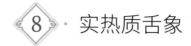

8 · 实热质舌象

[1] 定义

一般是由于先天或后天因素所致的以阳亢、火热旺盛为主要体质特征所形成的一种舌象。

[2] 常见临床表现

壮热面赤，目色偏赤，目光神气很足，失眠多梦，口苦口渴，喜冷饮，咽干咽痛，食欲佳，大便干结，小便黄赤，脉滑实或弦。多过食燥热食物、过服燥热药物，或后天工作和生活环境燥热。

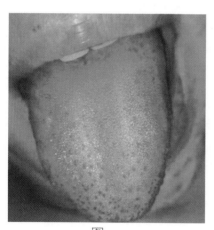

图一

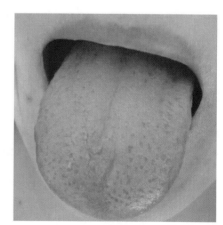

图二

[3] 催乳药膳及用穴

图一舌尖及肝胆两边红紫芒刺，说明心火旺盛，热波及肝胆

区，中焦脾胃微黄有积热，唇红，且口四周阳明经所过之处有疮疖，胃热旺盛之象。

一般产妇以石头奶、乳痈、反复堵塞或发热为主症，兼有上述表现症状外，恶露多，颜色红，可有异味。治疗宜清热消肿，降心胃之火。中药可选择蒲公英、金银花、连翘、莲子（有心）等，选其中几味中药单独煮水喝，也可服用中成药蒲地兰颗粒、蒲公英颗粒，不可同时服用多种成药，为免伤正。药膳用莲子小肠汤、金银花猪肚汤。点按穴位肩井、曲池、合谷、内关、太冲、足临泣，并做放血的穴位如内庭、太冲、七乳穴。注意不可同时全部放血，选择其中两穴交替治疗。

图二舌红苔黄厚而燥，舌面干，少许芒刺，甚者舌苔干黑带芒刺。多为胃热炽盛而致舌象，产妇多见"石头奶"、大涨奶、乳痈、乳头痛等乳头乳房的病证。除了常见表现外，还有反复发热、汗出恶热、寒战高热、反复堵塞、反复溃脓、越排奶越严重等症状。这些就符合了白虎汤的"大热、大汗、大渴、脉洪大"的治疗辨证点，其实临证使用时，不必拘泥于四大症状都有，抓住舌诊时有见到胃热炽盛舌象，即可使用本方，退热收效快。方子组成为生石膏30g、知母9g、炙甘草3g、粳米6g，去渣温服，一日一剂，一天三次，舌苔黄厚腻退去即可停止服用。

另外，需要注意的是，这是退阳明热盛最快的中药方剂，一定要在辨证准确的情况下使用，以免误治伤正。由于是热盛的病证，饮食上注意清淡，辛辣刺激、大热大补、温补阳气的食物都不可食用，如羊肉、荔枝、龙眼、榴莲等，并需要大量喝温水来平衡水液

143

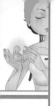

代谢，排出热邪。热邪炽盛的机体也会自我调节，欲排出热邪，有的未服药已开始出现热邪从大肠而出的腹泻现象，一般都是轻微的，不可被症状蒙蔽，以为是虚证，阳明热盛的辨证以舌象为准。如果人体免疫系统未开始排热邪，没有腹泻，有的人在服用对证的中药后，就会助其从大肠排出，这时出现的轻微腹泻也属于正常现象。

此外，还有一种特禀质舌象，一般过敏体质、先天性遗传疾患多见，舌象多变，呈多样性。这里就不做阐述了，有兴趣的中医学友可以专门研习一下中医舌诊将其参透。